ESSAI

SUR LA

MÉNINGITE CÉRÉBRO-SPINALE ÉPIDÉMIQUE,

SUIVI D'UNE

NOTICE SUR UN NOUVEAU RACHITOME SÉCATEUR A DOUBLE LAME;

avec une Planche représentant l'Instrument;

MÉMOIRE

COURONNÉ PAR LA FACULTÉ DE MÉDECINE DE MONTPELLIER

AU CONCOURS DE 1844;

Par le Docteur L. COMPANYO,

EX-CHIRURGIEN AIDE-MAJOR A L'ARMÉE D'AFRIQUE.

> Rien n'est plus distinct, anatomiquement parlant des parties de l'encéphale, que les enveloppes qui le protègent de toutes parts; cependant rien n'est encore moins clair que le diagnostic de leurs altérations respectives.
>
> (Le professeur RIBES, *Anatomie pathologique*, t. *I*, *chap.* II, *pag.* 51, § IV.)

PARIS

J.-B. BAILLIÈRE, LIBRAIRE, RUE DE L'ÉCOLE DE MÉDECINE 17.

MONTPELLIER

LOUIS CASTEL, LIBRAIRE, GRAND'-RUE 32.

1847

AVANT-PROPOS.

Malgré les progrès immenses et évidents de la science médicale, on n'est point encore parvenu à classer, d'une manière bien satisfaisante, les affections du cerveau, de la moelle épinière et de leurs enveloppes. On a établi les nombreuses distinctions qui existent entre elles au point de vue des altérations pathologiques qui nous sont révélées par l'autopsie; mais au point de vue symptomatique, il est très-difficile de ne pas les confondre, et leur diagnostic individuel est peu aisé, pour ne pas dire impossible à établir. Nous avons sur les maladies des différents viscères des connaissances plus positives, en raison de la facilité qu'on a à étudier leur structure et leurs fonctions : il est facile, en effet, à travers les parois de la poitrine ou de l'abdomen, d'apprécier, d'une manière très-exacte, les altérations des organes que ces cavités contiennent; les signes fournis par cet examen approfondi, joints aux symptômes extérieurs qui se révèlent à nous, nous permettent d'établir un diagnostic infaillible. Il n'en est pas de même pour les affections de la masse encéphalo-rachidienne et de ses enveloppes (1); car l'étude consciencieuse et réfléchie de l'anatomie pathologique, dont nous sommes bien loin de vouloir contester les avantages, n'a pas toujours appris aux praticiens à rapporter à tels ou tels symptômes telle ou telle lésion des organes, et ne leur a pas constamment permis d'apprécier et de décrire, d'une manière infaillible, les nuances symptomatiques variées qui peuvent caractériser leurs différentes altérations; par son aide pourtant, on est parvenu à lever un des nombreux coins du voile épais sous lequel elles étaient confondues.

Grâce aux travaux remarquables de quelques auteurs contemporains, les affections du cerveau, de la moelle épinière et de leurs trois membranes sont mieux connues

(1) Malgré qu'un médecin anglais ait proposé l'auscultation et la percussion du crâne, pour reconnaître les altérations des organes qu'il contient.

aujourd'hui. La gravité de ces maladies, jointe à la difficulté de leur diagnostic et à la variété des désordres auxquels elles donnent lieu, a, de tout temps, attiré l'attention des médecins. Sous quelque forme qu'elle se soit présentée, la méningite a été reconnue de tout temps. Différentes dénominations lui ont été données. Depuis quelques années, cette maladie a paru se réveiller; elle s'est présentée, sous la forme d'épidémie, avec tout l'appareil de symptômes et d'altérations qui la caractérisent à l'état sporadique; plus ou moins meurtrière en apparence, selon les localités, elle a exercé ses ravages sur de nombreux points de notre France. Rentré à la fin de décembre 1840 de l'armée d'Afrique, où je l'avais vue sévir à l'hôpital de Douera, je me retrouvai en face d'elle à l'hôpital militaire d'instruction de Strasbourg, où je fus attaché en qualité de chef de clinique médicale pendant l'hiver de 1840 à 1841. Je fus frappé de la rapidité avec laquelle cette terrible affection enlevait les malades, sans qu'il fût, pour ainsi dire, possible de lui opposer une force médicatrice capable de lutter avantageusement contre elle. Dirigé par mon excellent maître, M. Gabriel Tourdes, j'ai cherché à étudier cette affection sous ses formes les plus variées et à apprécier ses effets. De nombreuses autopsies complètes et consciencieuses, sous sa direction, m'ont mis à même de voir les lésions organiques auxquelles elle donnait lieu, et de constater souvent en même temps l'absence de celles que les symptômes faisaient soupçonner. Grand nombre de mémoires ont été publiés sur cette terrible maladie par des hommes très-recommandables. Fort de mon intention, je vais tâcher de tracer à traits rapides l'histoire de la méningite cérébro-spinale épidémique, en puisant dans leurs écrits et en basant mon opinion sur leur manière de voir; autant que possible je chercherai à résumer leurs œuvres.

DE

LA MÉNINGITE CÉRÉBRO-SPINALE

ÉPIDÉMIQUE.

I. Préliminaires. — Avant de me livrer à l'étude de la méningite épidémique, il me paraît indispensable de dire quelques mots sur la méningite sporadique, ces deux affections étant considérées, par les différents auteurs qui s'en sont occupés, comme étant les mêmes. Je vais tâcher, en quelques lignes, de définir cette affection, d'indiquer sa nature, et de la classer dans le cadre nosologique.

On s'accorde à donner aujourd'hui le nom général de *méningite*, à l'inflammation des trois membranes qui enveloppent le cerveau et la moelle épinière. Au point de vue symptomatique, cette phlegmasie est caractérisée par un trouble sensible de tous les organes des sens ; par des alternatives d'exaltation et de collapsus ; par de violentes douleurs de tête, du rachis et des membres ; par des soubresauts des tendons, des contractions musculaires, des spasmes et des accidents, qui lui donnent une frappante analogie avec toutes les variétés du tétanos.

Quelques auteurs ont plus particulièrement appelé *méningite* l'inflammation de la dure-mère, qui quoique très-rare se rencontre quelquefois : on a émis quelques doutes sur la possibilité de l'inflammation primitive de cette membrane ; nous pensons avec M. Grisolle qu'elle peut exister. Les deux faits rapportés par M. Albers, de Bonn, ne peuvent laisser aucun doute à cet égard (1). Ils ont réservé le nom d'*arachnitis* ou *arachnoïdite* à celle de l'arachnoïde, qui souvent a pu être confondue avec une lésion de la pie-mère. Par leurs seuls symptômes extérieurs, il est très-difficile, pour ne pas dire impossible, de diagnostiquer d'une manière certaine l'inflammation de l'une ou de l'autre de ces membranes ; cependant les résultats nécroscopiques prouvent qu'elles peuvent être isolément le siége d'une phlegmasie : la dure-mère surtout peut être enflammée sans aucune altération des deux autres. Cette inflammation est souvent consécutive à une altération des os du crâne. Il est très-rare que la pie-mère soit enflammée, sans participation d'un état plus ou moins inflammatoire de l'arachnoïde, qui peut, elle aussi, être isolément enflammée. Voulant donner un nom à chacune de ces trois altérations, on s'est efforcé d'en créer un, et l'on a appelé *pie-mérite* l'inflammation de la pie-mère (2). Il arrive pourtant que fréquemment on s'expose à confondre,

(1) Gazette médicale de 1833.

(2) Quelques écrivains ont appelé *arachnodésie* l'inflammation commune aux deux membranes.

sous l'une ou l'autre de ces deux dénominations, une phlegmasie commune aux deux membranes arachnoïde et pie-mère. Ces distinctions ne sont, à mon avis, que le résultat des observations nécroscopiques, qui ont fait voir que lorsque l'arachnoïde était seule le siége de la phlegmasie, cette membrane recouvrant le cerveau sans pénétrer dans ses anfractuosités, l'injection ou la suppuration même, si elle avait lieu, étaient extérieures; tandis que, quand elle était propre à la pie-mère ou commune aux deux membranes, on retrouvait toutes les lésions caractéristiques de la phlegmasie plus profondément situées dans tous les replis profonds de la pie-mère, qui pénètrent entre les lobules cérébraux et jusque dans les cavités de la masse encéphalique, sur les plexus choroïdes. Au point de vue du traitement, ces distinctions ne peuvent être d'une grande utilité; il restera invariablement le même, que ce soit l'arachnoïde, la pie-mère, ou simultanément les deux membranes qui soient malades.

La phlegmasie, quelle que soit la membrane enflammée, pouvant s'étendre à la totalité des enveloppes du cerveau et de la moelle épinière, ou se borner aux membranes de l'un ou l'autre de ces deux centres nerveux, il en résulte naturellement trois divisions générales : méningite *cérébro-spinale, cérébrale et rachidienne*. Considérées à l'état sporadique, les inflammations des membranes du cerveau sont des maladies d'une extrême rareté. M. Casimir Broussais, professeur à l'hôpital militaire du Val-de-Grâce, rapporte, dans le tome LIV des *Mémoires de médecine, chirurgie et pharmacie militaires*, que, pendant douze années d'exercice dans cet hôpital, et sur 15,000 malades environ, il n'a vu que 49 cas de méningite ou d'encéphalo-méningite. La méningite cérébrale est, des trois divisions que j'ai établies, celle qui se représente avec le plus de fréquence; la méningite cérébro-spinale vient ensuite dans une proportion un peu moindre, et puis, enfin, la méningite rachidienne avec une extrême rareté.

Quelques auteurs ont établi une multitude de divisions, selon que c'était tel ou tel point des méninges qui était plus particulièrement le siége de l'inflammation. Ces divisions me semblent ne pas devoir trop fixer l'attention du praticien et n'être que le résultat des observations nécroscopiques; les nuances qu'elles peuvent offrir, symptomatiquement parlant, si je puis m'exprimer ainsi, doivent être sinon inappréciables, du moins d'une appréciation excessivement difficile, et dans tous les cas ne changent rien à la nature de la maladie et à ses résultats. Ces distinctions, comme l'a fort bien dit un médecin écossais, sont d'une faible importance en pratique. Le traitement doit rester invariablement le même. La méningite attaque indistinctement tous les âges, tous les sexes, tous les tempéraments; cependant on a remarqué que les enfants y sont plus sujets que les jeunes gens, qu'elle est moins fréquente dans l'âge adulte et d'une extrême rareté dans la vieillesse : à cet âge, elle est presque toujours liée à une complication. M. Foville cite un cas de méningite aiguë dont tous les symptômes se déclarèrent en même temps que ceux d'une phlegmasie générale de toutes les synoviales, chez un homme de 60 ans qui avait été opéré d'une hydrocèle par injection. Il n'est pas rare de la voir compliquer la péritonite puerpérale. M. Guersant affirme qu'elle est de beaucoup plus fréquente chez les filles que chez les garçons. Les tempéraments nerveux et sanguins y sont plus sujets; elle reconnaît pour causes ordinaires les coups, les chutes sur la tête, les commotions violentes, l'érysipèle du cuir chevelu, en un mot toutes les lésions traumatiques du crâne. On la voit souvent survenir à la suite d'une otite. L'insolation, l'exposition à un froid vif et humide surtout, long-temps prolongée, lui donnent souvent naissance. La suppression d'un exanthème, du flux menstruel ou d'un flux hémorrhoïdal, peut la déterminer; elle se développe aussi quelquefois sous l'influence des passions tristes, de l'exaltation des sens, de la colère, de l'appétit vénérien, de l'application trop long-temps soutenue aux travaux de cabinet; elle naît quelquefois pendant le règne d'une phlegmasie d'une ou plusieurs autres séreuses, comme dans l'exemple cité par M. Foville; elle est plus fréquente au printemps et en automne qu'en été et en hiver. MM. Andral et Guersant, dans leurs articles sur cette affection, la signalent comme régnant quelquefois épidémiquement : ce dernier, observateur consciencieux, a remarqué que dans l'enfance elle compliquait très-souvent l'affection tuberculeuse. Il est aujourd'hui démontré qu'il faut distinguer deux espèces de méningite qu'on avait confondues jusque dans ces derniers temps; elles sont anatomiquement et pathologiquement distinctes. En 1823, M. Guersant la désignait sous le nom de *méningite granulée*, lorsqu'elle coïncidait avec les tubercules du poumon ou des ganglions bronchiques, et que les méninges présentaient des granulations particulières. Cette variété de la méningite, bien étudiée, est désignée aujourd'hui sous le nom de *méningite tuberculeuse*, et a été le sujet de travaux remarquables : nous citerons l'article de M. Valleix, des *Archives générales de médecine*, 1838; celui de M. Grisolle, *Pathologie interne*, tom. II; et celui de M. Barrier, dans son *Traité des maladies de l'enfance*. Jusqu'en 1837 on avait cru que cette variété était particulière à l'enfance. Les observations publiées par M. le docteur Lediberden de Lorient prouvent qu'on la rencontre avec les mêmes caractères chez les adultes.

Il n'est peut-être pas d'affection dont la durée et la marche soient plus variables. Dans certains cas, la mort arrive le 9e jour, quelquefois plus tôt, 24 heures, 36 heures après l'invasion; dans d'autres cas, c'est le 15e, le 20e, le 30e jour. De nombreux intermédiaires se placent entre ces deux extrêmes. La guérison est très-rare, dit M. Guersant, dont l'autorité en pareille matière peut très-bien être admise. Plus explicite que lui, M. Rochoux (1) prétend que les cas cités de guérison ne sont que des erreurs de diagnostic; il ne croit pas qu'il y ait un seul cas authentique de guérison de méningite.

D'après la nature de la maladie, le traitement doit être éminemment anti-phlogistique. On doit avoir recours à la saignée générale, aux applications successives de sangsues à la nuque, aux apophyses mastoïdes, aux tempes, aux applications de ventouses sèches et scarifiées; on a quelquefois pratiqué l'artériotomie de la

(1) Gaz. médicale de Paris, séance de l'Académie de médecine, du 4 juin 1844.

temporale, la saignée de la jugulaire. A ces moyens succèdent avantageusement les révulsifs, sinapismes, vésicatoires, pédiluves sinapisés. Si la réaction est suivie de coma, on a recours aux stimulants cutanés, et l'on emploie les frictions avec la pommade stibiée, l'huile de croton-tiglium; à l'intérieur, les purgatifs, calomel, ipéca stibié, les lavements laxatifs et purgatifs, ayant toutefois le soin de s'assurer que le tube digestif est sain; à cette médication il faut joindre l'application du froid sur la tête, lotions oxycratées, glace pilée. M. Foville et quelques autres praticiens conseillent les bains d'affusion, en commençant avec de l'eau à 18°, dont on abaisse progressivement la température : il faut que ces moyens soient appliqués de très-bonne heure, et qu'ils soient un peu rapprochés dans leur application pour suspendre et éteindre le travail inflammatoire. Les saignées et les bains d'affusion employés judicieusement, dit le même auteur, constituent le traitement le plus héroïque qu'on puisse opposer à l'inflammation des méninges. Dans deux cas de méningite cérébro-spinale foudroyante, avec opisthotonos et trismus, j'ai vu, en 1842, à l'hôpital de la rue Charonne, à Paris, un résultat très-satisfaisant obtenu par l'emploi de cette médication. Une forte saignée étant pratiquée, les malades furent plongés dans un bain tempéré; on fit des affusions en abaissant successivement la température de l'eau; ils éprouvaient dans le bain un bien-être qu'ils ne tardèrent pas à exprimer. Un amendement notable dans les symptômes se manifesta, et dès le 4e ou le 5e jour ils entrèrent en convalescence. M. le professeur Faure, médecin principal à l'hôpital de Toulon, nous disait, en 1839, dans une de ses leçons de pathologie à l'hôpital d'instruction de Strasbourg, que c'était le moyen qui lui avait le mieux réussi en Morée pendant la campagne de 1828; il employait, à cet effet, l'eau la plus froide qu'il pouvait se procurer. L'emploi des affusions ne doit pas être brusquement interrompu, il doit être continué après la cessation des symptômes de méningite. Il faut toutefois en diminuer la fréquence, et élever progressivement la température de l'eau dont on fait usage; car, quand les symptômes inflammatoires sont dissipés, cette application devient très-difficile à supporter.

M. Foville donne sur leur emploi les préceptes les plus détaillés (1).

Pendant toute la durée du traitement jusqu'à l'entière disparition des symptômes inflammatoires, la diète la plus absolue doit être observée : il faut prescrire les boissons rafraîchissantes en usage modéré. Le tube intestinal doit être surveillé avec une minutieuse attention, et maintenu par tous les moyens possibles dans l'état de liberté la plus complète. Quand la convalescence est déclarée, une alimentation légère et peu excitante doit être ordonnée; il faut interdire les travaux intellectuels, empêcher les mouvements tumultueux de l'âme, et tout ce qui peut produire une commotion, quelque légère qu'elle soit, de l'organisme; il faut, en un mot, comme le dit encore l'auteur que nous avons cité, entourer la convalescence de ces affections des précautions les plus minutieuses, et surveiller pendant long-temps, avec la plus scrupuleuse attention, la liberté du ventre.

---

(1) Dictionnaire de médecine en 15 vol., tom. II.

Je suis naturellement arrivé à parler maintenant des désordres que l'on trouve à l'autopsie, et qui consistent, si c'est la dure-mère qui est affectée, en une injection considérable de ses vaisseaux, en tumeurs analogues par leur texture à cette membrane et qui se développent à sa surface interne. La faux du cerveau présente quelquefois une ossification complète ou incomplète; le tissu cellulaire, interposé entre la dure-mère et l'arachnoïde, subit des modifications : ce sont des plaques cartilagineuses qui s'y forment, des foyers purulents qui s'y établissent; on trouve aussi des épanchements de sang entre les deux membranes. Quand l'arachnoïde a été le siége de l'inflammation, on trouve dans la cavité même de cette membrane de la sérosité, quelquefois limpide, claire, d'autres fois trouble, lactescente, dans laquelle nagent des flocons albumineux, verdâtres, des fausses membranes qui tapissent l'une ou l'autre de ses faces libres, du pus fluide, abondant. Les deux faces libres de la membrane sont parfois adhérentes par plusieurs points; on y voit des brides semblables à celles que l'on rencontre dans la plèvre à la suite des épanchements pleurétiques. D'autres fois, au contraire, l'arachnoïde est d'une sécheresse remarquable : les ventricules latéraux sont souvent distendus par de la sérosité, par du pus verdâtre, analogue au pus des phlegmons. Rarement on a remarqué une injection vasculaire ou un épaississement de cette membrane. Les altérations de la pie-mère sont de beaucoup plus fréquentes : elles consistent souvent dans une injection vasculaire très-prononcée; d'autres fois son tissu est infiltré par de la sérosité claire, incolore, transparente, par un liquide trouble, lactescent, par du pus; on y rencontre des kystes, quelquefois elle est indurée, d'une texture lardacée; on y trouve aussi des plaques cartilagineuses et osseuses. M. Guersant, qui, le premier, fit remarquer la coïncidence de cette affection avec l'affection tuberculeuse chez les enfants, signale aussi, à l'autopsie, l'existence de véritables tubercules à l'état cru et à l'état de suppuration. Quelquefois des adhérences s'établissent entre les plis de cette membrane, lorsqu'elle abandonne l'arachnoïde pour se réfléchir dans les anfractuosités du cerveau. On trouve aussi du pus dans les ventricules, sur les plexus choroïdes, à l'origine de la moelle allongée, à la base du cervelet. Tous ces désordres, d'une facile appréciation, s'étendent quelquefois au rachis. La substance cérébrale est le plus souvent fortement injectée; en coupant le cerveau par tranches, on l'aperçoit parsemé de gouttelettes de sang : c'est cet état pathologique qu'on désigne sous le nom de *sablure du cerveau.* D'autres fois le cerveau et la moelle épinière sont ramollis et réduits à l'état de bouillie. On a rarement trouvé des altérations dans le tube digestif; on rencontre souvent dans le cœur des caillots abondants, fibrineux, jaunâtres, d'une consistance gélatineuse, polyformes, et dont les ramifications peuvent se poursuivre assez loin dans le tronc des gros vaisseaux.

De toutes les affections connues, l'inflammation des méninges est peut-être celle qui a été le plus diversement dénommée par les nosologistes, tant anciens que modernes : elle a été généralement décrite sous le nom de *phrenitis*, *phrénésie* et de *léthargie ;* quelques auteurs veulent la retrouver avec deux de ses divisions dans le *sphacelum cerebri* et la *pleuritis dorsalis* d'Hippocrate; Pline la décrit sous le nom de *morbus solstitialis;* les médecins arabes sous celui de *sirsen*, *lubeth sahara;* Rhazès, sous celui de *skakilos;* Rhumelius l'appelle *trousse-galant*, *fièvre amphimérine;* Rivière, *somnum prœternaturale;* Heurnius, *phrenitis comatosa;* Brendel, *typhomania agrypnocoma :* Morgagni et Saalman en font l'histoire sous le nom de *phrenitis* et *paraphrenitis.* Les auteurs allemands lui donnent le nom vague d'*encephalitis;* on la retrouve tour-à-tour décrite sous les noms de *fièvre cérébrale*, *céphalée*, *céphalée-maligne*, *fièvre nerveuse*, *fièvre adéno-méningée*, *typhus siderans;* Pinel, dans sa Nosographie philosophique, la classe dans les *fièvres malignes ataxiques et adynamiques;* MM. Parent-Duchatelet et Martinet l'ont décrite sous le nom d'*arachnitis* (arachnoïdite); les auteurs modernes l'appellent *méningite*, *méningite cérébro-spinale*, *cérébro-rachidienne.* Observée le plus souvent à l'état sporadique, nous retrouverons cette affection absolument la même à l'état d'épidémie, avec son grave appareil de symptômes effrayants, sa marche inconstante et irrégulière, et ses résultats terribles.

II. Historique de la méningite cérébro-spinale épidémique; opinions générales. — Depuis quelques années, la méningite cérébro-spinale semble s'être acclimatée en France : elle a régné à l'état de petite épidémie très-meurtrière dans un grand nombre de localités, se continuant presque partout après la disparition de l'effluve épidémique, par cas isolés se présentant à d'assez rares intervalles, pour disparaître enfin totalement. Une chose digne de remarque, c'est qu'elle a principalement sévi sur l'armée ; dans quelques lieux pourtant elle s'est étendue à la population civile, mais rarement par un grand nombre de cas. Semblable en tout point aux épidémies de phrénésie, dont Pringle signale l'existence possible, dans son *Traité des maladies des armées*, elle débute toujours sur les garnisons. L'extrême rareté des affections épidémiques des centres nerveux a dû nécessairement faire porter l'attention des médecins sur cette épidémie, qui en avait tous les caractères. Sa première invasion, brusque, prit la médecine au dépourvu ; la rapidité de sa marche, l'intensité des symptômes, leurs formes variées et le caractère des lésions qu'on rencontra frappèrent tellement, que, d'un accord presque unanime, reconnaissant sa nature et son siége, on lui assigna sa place dans le cadre nosologique. Chacun de ceux qui l'ont observée s'est fait un devoir de la décrire, en indiquant le traitement qui lui a paru le plus convenable, le mieux approprié.

Malheureusement on se voit dans la nécessité de ne pas trop compter sur les médications, même les plus efficaces en fait de maladies épidémiques ; car leur génie est si variable, que parfois le traitement le plus généralement adopté, celui dont on a obtenu les meilleurs résultats dans certaines localités, reste d'un effet complètement nul dans d'autres. Grand nombre de mémoires ont été publiés depuis l'invasion de la méningite épidémique ; on est frappé, en les lisant, de l'analogie constante qui existe dans les descriptions des symptômes, des lésions organiques : partout la maladie s'est montrée la même, et paraît devoir partout aussi être attribuée aux mêmes influences ; partout on la retrouve caractérisée par un trouble profond des fonctions du cerveau et de la moelle épinière dont on a peu de peine à s'expliquer l'existence, lorsqu'après la mort on retrouve presque toujours, dans le réseau vasculaire qui enveloppe ces organes, le produit incontestable de l'inflammation, portée le plus souvent à un degré très-avancé. Tous les historiens de cette cruelle épidémie ont été d'accord sur la nature et le siége de l'affection, on ne remarque des différences sur leur manière de voir qu'au sujet des causes présumées. Les épidémies offrent un champ vaste aux hypothèses, elles permettent amplement aux imaginations fécondes de s'exercer ; il est donc facile de se rendre compte de ces différences, eu égard à l'esprit d'investigation plus ou moins rigoureux, plus ou moins logique d'un chacun. Des variétés se font remarquer aussi dans le traitement, dont le fond pourtant reste toujours le même. Généralement on la désigne sous le même nom partout, parmi les chirurgiens militaires, et ce sont ceux qui ont été principalement à même de l'observer. Un seul (1), voyant tout autrement qu'un grand nombre d'autres, et ajoutant peu de foi ou n'appréciant point les observations qu'ils rapportent à l'appui de leurs idées, nie la possibilité de l'existence d'une inflammation et de ses produits parce qu'il ne les a pas toujours trouvés, et leur rôle influent quand ils existent. Caractérisant autrement l'affection d'après sa manière de voir, il lui donne un autre nom, *névrose cérébro-spinale ;* il prétend que le fluide nerveux seul est le siége de l'af-

(1) Gazette médicale de Montpellier, 3e année, n° 12, p. 2.

fection. Quelle est la base de cette opinion, n'est-elle pas toute hypothétique? Et pourquoi attribuer à une lésion du fluide nerveux l'existence des phénomènes si graves que l'on remarque, lorsque les lésions de ce fluide sont si peu connues et d'une appréciation si délicate, en présence surtout de faits aussi palpables que ceux qui sont publiés de tous côtés par des hommes sur la bonne foi desquels il n'est pas permis d'émettre le moindre doute, et qu'on ne peut pas accuser d'être animés de l'esprit d'innovation dont l'influence a opéré de si mauvais résultats? Une seule question me paraît devoir résoudre le problème, nous la résumerons en ces mots : Les lésions du fluide nerveux, à quelque point qu'elles soient poussées, sont-elles susceptibles de déterminer un état inflammatoire des membranes du cerveau et de la moelle, tel qu'il est remarqué dans les méningites les moins intenses? La plupart des auteurs s'accordent à dire qu'à l'autopsie des tétaniques on ne trouve absolument rien, soit dans les membranes, soit dans le cerveau ou la moelle, qui puisse expliquer la maladie, à moins que le tétanos ne succède à une lésion traumatique de l'un ou de l'autre centre nerveux; et pourtant, de toutes les névroses, le tétanos n'est-il pas celle qui serait le plus susceptible de produire ces résultats (1)?

---

(1) Il résulte toutefois d'une observation de M. le professeur Bouisson, de l'Ecole de Montpellier, qu'à l'autopsie d'un tétanique chez lequel le tétanos avait succédé à une opération pratiquée au pied, en 1834, à la clinique de l'hôpital Saint-Eloi, on avait trouvé une collection sanguine abondante dans le canal rachidien. Pour ne pas paraître exclusif, je m'empresse de signaler ce fait, que je dois à l'obligeance de M. Bouisson.

Me guidant sur les travaux de ceux qui ont écrit sur cette épidémie, je vais tâcher d'en tracer succinctement l'histoire, et essayer de faire ressortir les analogies constantes qui existent entre elle et la méningite sporadique.

L'historique d'une affection aussi violente que la méningite épidémique paraît, au premier abord, facile à tracer; on croit qu'il est impossible de la laisser passer inaperçue. En jetant un coup-d'œil sur l'histoire des épidémies, on s'aperçoit bien vite qu'il n'en est pas ainsi. L'on est d'abord frappé de l'extrême rareté des affections cérébrales épidémiques; nulle part on ne trouve inscrit le nom de méningite cérébro-spinale, ou une dénomination qui puisse indiquer la nature et le siége véritable de l'affection : c'est dans les relations des épidémies de fièvres cérébrales, d'encéphalites, de typhus, et en général de toutes les affections où les symptômes cérébraux et stupéfiants prédominent, qu'il faut aller chercher les traces de la marche et des pérégrinations errantes et irrégulières de la méningite. Des analogies frappantes existent entre quelques-unes des épidémies anciennement décrites et l'épidémie actuelle; c'est surtout dans les épidémies de typhus qu'on trouve les plus grands traits de ressemblance. Il est probable qu'à une époque où l'on s'occupait peu d'anatomie pathologique, souvent la méningite aura été confondue avec la fièvre typhoïde, typhode ou typhus : ces trois dénominations étant indistinctement employées l'une pour l'autre. On s'est d'abord servi du mot *typhus* pour désigner toute maladie aiguë caractérisée principalement par la stupeur; il n'y aurait donc rien d'extraordinaire que sous ce nom on eût souvent décrit de véritables épidémies de méningite. Les grandes analogies qui existent dans quelques-uns des cas, quant aux causes, aux symptômes, aux formes, aux lésions, et même au traitement employé, permettent de croire qu'il en fut ainsi quelquefois.

A. *Première époque.* — De toutes les épidémies de méningite dont on retrouve la trace, la plus ancienne fut décrite, d'après Ozanam (1), par Lucien; elle éclata à Abdère, au cœur de l'été, sous l'influence d'un soleil ardent, parmi les citoyens qui assistaient à une représentation d'une tragédie d'Euripide. Il est douteux, dit Ozanam, si cette maladie décrite par Lucien est une fièvre *sui generis*, ou une encéphalite, ou le *sphacelus cerebri* d'Hippocrate, appelé *solstitialis morbus* par Pline, *skakilos* par Rhazès. A l'article *Typhus*, il fait remarquer que souvent il se complique de l'inflammation de l'arachnoïde, exprimée par les contractions tétaniques des mâchoires, la rigidité douloureuse des membres et du tronc, résultant de l'irritation qui, des enveloppes du cerveau et du cervelet, se communique aux enveloppes de la moelle épinière. Rivière, Bonnet et quelques autres écrivains en ont donné des observations assez confuses : en 1310 (2), il règne en France une épidémie décrite sous le nom de *phrenitis calentura*, caractérisée par un délire aigu et développée sous l'influence de chaleurs excessives. Tout porte à croire que c'est la même affection observée par Lucien. Nous possédons, dit encore Ozanam, peu d'histoires de cette dangereuse

---

(1) Ozanam, Hist. des mal. épidém., tom. XI, pag. 117, art *Encéphalite* ou *Fièvre cérébrale*.

(2) Sauvages, Nosologie, tom. Ier, pag. 462.

maladie considérée comme épidémique. On la remarque de nouveau en Europe en 1503, caractérisée par un violent mal de tête, accompagné de pulsations fréquentes des artères temporales, rougeur de la face, cardialgie, douleurs ostéocopes, anxiétés précordiales, veilles, délire, toux, crachement de sang, convulsions. Elle reparaît en 1510 avec quelques modifications, elle s'accompagne de délire, de vertiges et de parotides mortelles, se renouvelle en 1517 sous une forme plus bénigne, pour disparaître entièrement : Rhumélius fut l'écrivain de ces trois épidémies. En 1545 (1), elle se montre en France, fait périr les jeunes gens les plus forts, ce qui lui fait donner le nom de *trousse-galant*, on l'appelle aussi *fièvre amphimérine*. Exacerbation le soir, veilles continuelles, délire phrénétique, ou soporosité profonde dégénérant en léthargie mortelle, douleurs de tête atroces ainsi qu'aux reins, grande lassitude, prostration des forces, vomissements, expulsion de vers par la bouche, éruptions exanthémateuses chez le plus grand nombre, salutaires si elles arrivent à la fin de la maladie, tels furent ses caractères. On employa, pour la combattre, la saignée, les ventouses scarifiées et les purgatifs minoratifs : pulpe de casse, hermodactes, mirobolants citrins, phosphate de soude, racine de polypode, pulpe de tamarins. Livinus Sanderius la décrit aussi, dans une lettre écrite à Forestus, sous le nom de *febris quædam pestilens, Gallis dicta* trousse-galant (2). Elle se manifeste en Sibérie, dans le mois d'avril 1553, après un

---

(1) Sprengel, Histoire de la médecine, tom. III, pag. 47.

(2) Forestus, *Observationes*, tom. Ier, liv. VI.

hiver très-rigoureux ; elle y est très-meurtrière. Combinée à une épidémie catarrhale, elle parcourt successivement, en 1557 et 1559, l'Allemagne, la Hollande et la France, franchit les Pyrénées pour se jeter en Espagne. Presque toujours mortelle pour les enfants, on remarque qu'elle sévit principalement sur les gens riches. Ingrassia signale sa présence vers le même temps à Palerme en Sicile. En 1571, elle se montre en Haute-Saxe, dans le comté de Mansfeld, entre la Saal et la Wapper. En 1572, on l'observe dans le canton de Berne, où elle enlève les jeunes gens les plus robustes. En 1580, compliquant de nouveau une épidémie catarrhale, elle parcourut toute l'Europe, et fut si meurtrière qu'on la crut pestilentielle. En 1583, Prosper Alpin étudie au Caire une affection cérébrale, qui se renouvelle tous les ans d'une manière épidémique; il lui donne le nom de *cephalitis ægyptiaca ;* les indigènes l'appellent *dein el muïa,* lesquels mots signifient *sang* et *eau.* Prenant principalement ses victimes parmi les gens les plus vigoureux, elle se manifeste, en 1588, dans le canton de Bâle en Suisse; elle y est vulgairement appelée *hauptwehe.* Félix Plater, son historien, lui donne le nom de *céphalée maligne* : la description qu'il en fait offre un grand nombre de points de ressemblance avec l'épidémie actuelle. Elle paraît à Fischbach et à Lutzelbourg en 1598 et y exerce de grands ravages. Elle sévit, en 1616, sur nos armées catholiques et huguenotes campées au-delà de Poitiers ; on l'attribue aux pluies exorbitantes de l'année, aux privations sans nombre, à la misère, à la démoralisation et aux excès en tout genre auxquels les soldats pouvaient quelquefois se livrer : Pasquier en est l'historien. Une lettre de M. de Bussy à son frère, à Paris, en fait aussi mention et en donne une idée assez exacte. En 1661, Willis décrit une maladie qui règne à Londres : les symptômes ont une grande analogie avec ceux de la méningite épidémique ; mais il n'observe point la lésion caractéristique de la pie-mère. Sydenham (1), en 1661, 1662, 1663 et 1664, fait remarquer l'existence de symptômes cérébraux intenses compliquant les fièvres continues ; il conseille contre cette complication l'usage des narcotiques à haute dose ; il signale, plus loin, l'existence de maux de tête très-violents, qui étaient le cortége des fièvres continues de 1673, 1674 et 1675 (2) : violentes douleurs de tête, du dos, dans les articulations et dans les membres, semblables aux douleurs rhumatismales, accompagnées de coma, de stupeur, de délire, de cris désordonnés, de mouvements irréguliers, involontaires. Le sommeil est entrecoupé de rêves, d'expressions colériques ; les facultés intellectuelles sont troublées, et ce trouble arrive peu à peu à un paroxysme de fureur : ces symptômes sont journaliers et non interrompus. La convalescence est longue, les forces arrivent avec lenteur, et la tête reste long-temps infirme et faible. La maladie frappe de préférence les enfants et les adultes ; les symptômes s'aggravent sous l'influence des sudorifiques, il leur préfère la saignée. Une grande analogie existe entre les symptômes décrits par Sydenham et ceux de la méningite actuelle. Le traitement qu'il conseille offre aussi beaucoup de rap-

---

(1) Sydenham, *Opera medica*, tom. Ier, pag. 40.

(2) *Ibid.*, pp. 136-137.

ports : saignée générale du bras dès le début, vésicatoire à la nuque ; le lendemain, lavements émollients, laxatifs quelquefois ; puis il abandonne la maladie aux forces de la nature. Une épidémie éclate à Bagnarea en 1705 : l'autopsie démontre une forte congestion de la pie-mère et du cerveau. Sous le nom de *phrenitis apyreta*, Collado en décrit une autre : à l'exception de la fièvre, dit cet auteur, les malades présentaient tous les symptômes de la phrénésie : à l'autopsie, il trouve aussi les méninges et le cerveau enflammés. Marteau de Grandvilliers, en 1757 (1), sous le nom de *fièvre maligne, avec inflammation sourde du cerveau*, fait l'histoire d'une épidémie qui régna à Aumale pendant les mois d'octobre et novembre : les symptômes sont un mal de tête continu, avec bourdonnement d'oreilles, difficulté de supporter une lumière vive, sentiment de froid aux lombes. On n'a pas saisi, dit cet écrivain, toute l'importance de ces symptômes, qui devenaient meurtriers avant même qu'on s'en doutât. L'épidémie sévit ici sur les jeunes filles ; il l'attribue à la rarescence du sang. Un an plus tard, en 1758, on signale à Lille un typhus avec prédominance de symptômes cérébraux, suivis d'alternatives d'exaltation et de coma, tétanos et mouvements convulsifs. Sans décrire une épidémie de phrénésie, Pringle (2) rend compte d'une affection cérébrale bien caractérisée, qui complique les fièvres continues épidémiques qui sévissent sur l'armée anglaise campée à Bois-le-Duc : il l'attribue

---

(1) Journal de médecine, chirurgie et pharmacie, tom. VIII, pag. 275.

(2) Pringle, Maladies des armées, pag. 56.

à l'arrivée brusque du froid après de fortes pluies, aux fortes gelées, à la situation de l'armée dans un pays humide et couvert de bois. C'est surtout dans les quartiers voisins des inondations qu'elle est plus meurtrière. Cette affection, dit cet auteur, qui reconnaît souvent pour cause l'insolation et règne fréquemment en été, n'est limitée à aucune saison; elle complique souvent d'autres affections et exerce de préférence ses ravages sur l'armée; il l'appelle *fièvre ardente*. Sous le nom de *fièvre maligne*, mon grand-père Louis Companyo, médecin ordinaire du roi et des épidémies, en décrivit une qui régna à Arles-sur-Thec, à la fin de l'été de 1782 (1) : elle se développa sous l'influence de la viciation de l'air par des brouillards très-épais qui envahissaient toute la vallée du Thec et ne se dissipaient que vers le milieu de la journée. La classe pauvre, dans cette contrée, fait usage d'une alimentation de très-mauvaise nature : c'est sur elle principalement que l'épidémie sévit. Les symptômes généraux étaient de violentes douleurs de tête, gravatives, lancinantes et pongitives chez quelques-uns et s'accompagnant de pulsations des artères temporales, de tintements d'oreilles, de fréquence et petitesse du pouls, de nausées et de vomissements. La maladie fut le plus souvent mortelle, et s'étendit aux maisons de campagne voisines et à deux villages environnants. En 1788, une céphalée épidémique se déclare à Munster en Westphalie, décrite par Saalmann; elle est caractérisée par de violentes douleurs de tête et des vertiges, par une rigidité douloureuse dans le dos, dans

(1) Mémoire couronné par l'Académie royale de médecine de Paris, qui lui décerna une médaille d'or.

les lombes et dans les membres; elle complique une affection inflammatoire des viscères de la poitrine et de l'abdomen. En 1805, deux savants médecins de Genève, MM. Vieusseux et Mathey (1) font l'histoire d'une épidémie qui régna dans cette ville; ils lui donnent le nom de *fièvre cérébrale ataxique*. Après un hiver très-rigoureux, la maladie débute au printemps qui est très-froid, et disparaît aux approches de l'été : prostration extrême des forces; pouls petit, faible, très-fréquent, à 130-140 pulsations, quelquefois nul, dur et élevé dans un grand nombre de cas; douleurs de tête frontales violentes, vomissements de matières vertes, roideur de l'épine du dos. Chez les enfants, convulsions : durée douze heures à cinq jours pour les cas mortels, la guérison est aussi prompte. Elle sévit sur les enfants et sur les jeunes gens. Après la mort, apparition de taches violettes sur l'abdomen, auxquelles M. Vieusseux n'attache pas d'importance, se basant sur l'expérience, qui prouve qu'elles ne sont pas un caractère de malignité, puisqu'elles sont communes dans les morts violentes et qu'on les voit souvent manquer dans les fièvres malignes. Il considère l'affection comme non contagieuse, constate une espèce d'intermittence vague, et regarde les cas promptement mortels comme un premier accès de fièvre pernicieuse enlevant le malade. Semblable en tout point à l'épidémie d'Abdère décrite par Lucien, la méningite naissant sous l'influence de la même cause se déclare brusquement en 1808, sur la côte sud-ouest du royaume de Naples, à Melazzo en

(1) Journal de médecine de Corvisart, Leroux et Boyer, tom. XI, pag. 264.

Sicile, vers le milieu du mois de juillet, par une chaleur de 39° ¹/₉ R. et par un violent siroco; elle sévit sur l'armée anglaise à son débarquement, et est décrite par Boyle. Fodéré (1), en parlant du typhus pétéchial compliqué d'adynamie, assure que Razori à Gênes, Marcus en Prusse, M. Petit de Paris à Mayence, et plusieurs autres observateurs, avaient constaté, par un grand nombre d'autopsies cadavériques, l'état inflammatoire des membranes du cerveau et de la moelle épinière, accompagné quelquefois de l'endurcissement ou ramollissement de ces organes. M. Poutard, médecin des épidémies à Périgueux, sous le nom de *fièvre maligne essentielle sui generis*, décrit une épidémie qui règne à Périgueux en 1809, lors du passage des nombreux prisonniers espagnols. La description qu'il en donne fait penser que, sous ce nom, c'est une véritable épidémie de méningite dont il a fait l'histoire. Vers la fin des guerres de l'Empire et pendant l'hiver rigoureux de 1813 à 1814 (2), sous l'influence d'une constitution froide et humide, d'une température variable, les hôpitaux étant encombrés de malades, une épidémie dévastatrice éclate dans le département de la Meurthe; tous les symptômes sont ceux de la méningite : l'autopsie révèle des épanchements séreux dans le crâne. C'est M. Thouvenel, médecin à Pont-à-Mousson, qui en est l'historien.

Jusqu'à une époque plus rapprochée de nous, on ne trouve nulle part la méningite cérébro-spinale épidémique décrite sous ce nom; on la voit bien seule ou compliquant

---

(1) Fodéré, Leçons sur les épidémies, tom. IV, pag. 124.

(2) Thouvenel, Traité analytique des fièvres de 1814.

d'autres maladies, mais désignée par des noms plus ou moins vagues. Le manque de données positives, de descriptions complètes et exactes, l'absence ou le peu de détails sur les lésions organiques révélées par l'autopsie, font que, pour un grand nombre de cas dont la symptomatologie n'est pas tranchée, et parfaitement distincte de celle des autres affections épidémiques dont le caractère positif n'est pas franchement dessiné, on est réduit à s'en rapporter à des analogies approximatives résultant de l'étude des circonstances qui virent se développer la maladie, des saisons pour lesquelles elle offrait une prédilection marquée, des symptômes, de la marche, des formes, de la durée, de la terminaison enfin qui la caracrisaient, et du traitement qu'on lui opposait. A ces titres évidemment on est sujet à commettre des erreurs; aussi bien faut-il se défier quelquefois de ces analogies incomplètes, et n'admettre comme identiques que les affections dont la symptomatologie, le caractère, la nature et le siége bien précisés ne laissent aucun doute à l'esprit. Petit à petit on arrive vers une époque où les descriptions sont plus détaillées et plus complètes, où les comparaisons sont de beaucoup plus aisées à établir et l'historique plus facile à tracer; à partir de cette époque, l'épidémie prend le nom sous lequel nous la trouvons décrite aujourd'hui. Quelques auteurs ont bien encore employé le nom de *typhus*, en décrivant de véritables épidémies de méningite; mais leurs descriptions sont si explicites, qu'il serait difficile de ne pas y reconnaître cette affection, et qu'eux-mêmes, en lui donnant ce nom, devaient être convaincus des différences existant entre ces deux maladies, et hésiter sur la dénomination à donner, ne sachant en quel point du cadre nosologique ramener les désordres dont ils étaient témoins. De ces observations, il résulte qu'on peut, avec M. le professeur Gabriel Tourdes (1), diviser l'historique de la méningite cérébro-spinale épidémique en deux époques distinctes et d'une inégale longueur. L'une, remplie d'obscurités et de doutes, dit ce professeur, comprend les faits anciens et s'étend jusqu'à nos jours; l'autre, toute récente, jette les premières bases solides de l'histoire de cette affection.

B. *Deuxième époque.* — La première épidémie fut observée au Mans en 1823, de juin en septembre, par M. Pingrenon, alors chirurgien aide-major au 12e chasseurs; il l'intitula *gastro-céphalite* ou *méningite* : dans son rapport, il n'indique pas le nombre total des malades, la mortalité fut de 8 individus. Pendant l'intervention de l'armée française en Espagne, M. Pexens, médecin ordinaire à l'hôpital de Barcelonne, eut à la combattre en 1824; les casernes et les hôpitaux étaient encombrés, plusieurs hommes furent frappés de mort en très-peu de temps. M. Pexens donna à cette affection le nom de *méningite*, et fit remarquer aux chirurgiens sous ses ordres les lésions graves que l'autopsie révélait : couches purulentes à la base du cerveau, pus fluide, abondant dans les ventricules, pseudo-membranes albuminiformes le long du rachis; nulle part il n'est fait mention de cette épidémie qui passe inaperçue. Je dois ces renseignements incomplets à l'obligeance d'un de mes collègues, attaché alors à l'hôpital de Barcelonne. Ce ne fut qu'en 1836 et

(1) Gabriel Tourdes, Histoire de l'épidémie de méningite de Strasbourg, pag. 23.

1837 qu'elle reparut en France, à Bayonne et à Perpignan : partie de ces deux extrémités méridionales, elle circonscrit le royaume en s'étendant le long de la côte occidentale à partir de Bayonne, pour se diriger vers le nord; de Perpignan et de Narbonne elle marche aussi vers le nord, en ravageant le midi et l'est, pour s'arrêter à Lyon; elle ne se borne pas à cette double ligne qui enceint presque toute la France, et envoie de nombreuses irradiations dans l'intérieur du pays.

En 1836, une affection qu'on peut bien ranger au nombre des méningites, paraît à Perpignan vers la fin de l'automne, on l'appelle *arachnitis ;* elle fut très-meurtrière : à l'autopsie, on trouve du pus sur les hémisphères cérébraux, entre l'arachnoïde et la pie-mère; le rachis n'est point ouvert.

En janvier 1837, elle paraît à Bayonne et dure jusqu'en décembre. Le chiffre total des malades n'est pas indiqué, on signale 33 décès et fort peu de guérisons; elle se continue par cas isolés de janvier à octobre 1838, 2 décès sont notés; 8 décès eurent lieu de février à juin 1839; reparaissant en février 1840, elle constitue une nouvelle épidémie, qui dure jusqu'en décembre et qui enlève 38 malades; elle se continue de janvier à mars 1841 par 28 cas dont 21 mortels; elle cesse enfin en avril pour ne plus reparaître.

De 1837 à 1838, elle se montre dans les Landes sans qu'il soit possible de préciser ni son origine, ni son point de départ (1). C'est aux environs de Dax qu'elle

(1) Maladies épidémiques des Landes, Gazette médicale de Paris, 1838.

sévit; l'itinéraire suivi par l'effluve épidémique n'offre pas des caractères assez remarquables pour qu'on lui puisse attribuer une étiologie matérielle et appréciable. Ce qui étonne le plus la population et les gens de l'art, c'est l'extrême rapidité avec laquelle elle tue souvent ses victimes; elle débute tout-à-coup sans prodrômes, par une violente céphalalgie, douleurs dans les reins, les membres, les doigts et les orteils, accompagnées de vomissements, de contractions expulsives de l'intestin, perte de la connaissance, de la vue, de l'ouïe, exaltation des sens et surtout de la sensibilité tégumentaire, qui quelquefois s'élève à un degré surprenant au milieu du collapsus des facultés cérébrales. Ces phénomènes se montrent avec plus ou moins de constanee et d'ensemble : alternatives de coma, de stupeur et de délire; le tétanos, ordinairement précédé d'agitation, de mouvements musculaires involontaires, convulsifs, automatiques, vient compliquer la scène sous des aspects et des siéges variables. Le pouls est sujet aussi à de nombreuses variations : petit et misérable le plus souvent, il devient parfois très-fréquent et intermittent. Chez quelques malades peu d'heures suffisent pour déterminer la mort, d'autres se traînent long-temps en recouvrant l'usage de certaines facultés; les convalescences sont longues et pénibles, la nutrition s'opère avec une extrême difficulté, et les malades meurent après plusieurs mois dans le marasme le plus complet. Quand on saigne les malades dès le début, la fibrine domine dans le sang, bientôt après il devient remarquablement couenneux. Toutes les altérations révélées par de nombreuses autopsies semblent être le résultat d'un raptus violent, d'irritation sanguine ou d'un travail inflammatoire du cerveau, de ses annexes et de leurs membranes. Les autres organes n'ont offert aucune lésion constante, et paraissent complètement étrangers à la maladie. C'est à MM. les docteurs Lamothe et Lespés qu'on doit les renseignements détaillés sur cette maladie, qui ne paraît pas s'être étendue ici à la garnison ; elle sévit encore en 1837, par quelques cas assez rapprochés, sur la garnison de Bordeaux ; reparaît en mai et juin 1839 pour enlever 10 hommes, au rapport de M. Bernet, chirurgien aide-major ; se montre aussi à la Rochelle en 1837, par un assez grand nombre de cas. La première épidémie, dont l'importance, la durée et la gravité fixèrent attentivement l'esprit d'investigation des médecins qui furent à même de l'observer, régna à Versailles et à Saint-Cloud, de février à juin 1839 (1) ; elle sévit sur la garnison, 156 hommes sont atteints, 69 succombent. M. Faure-Villar, qui a publié une monographie complète sur cette épidémie, fait observer qu'il y eut plusieurs périodes de décroissement et de recrudescence bien sensibles pendant sa durée : 8 cas isolés, tous mortels, sont signalés pendant le premier semestre de 1840 ; à la fin de 1841, une nouvelle épidémie apparaît et règne jusqu'à la fin de 1842 : on observe 53 cas sur lesquels 39 décès (2). M. Lesson fait l'histoire d'une affection épidémique qui éclate à Rochefort en 1838 et 1839 : il

(1) Recueil des mémoires de médecine, chirurgie et pharmacie militaires, tom. XLVIII.

(2) Le travail de M. Faure est, à notre avis, un des plus complets et des plus consciencieux ; il mérite sous tous les rapports d'être consulté.

lui donne le nom de *typhus* (1). Elle rappelle, dit-il, le *typhus siderans* de Mayence; ce typhus est très-meurtrier, il débute au bagne le 15 décembre 1838; la mort est très-prompte, 24 et même 12 heures suffisent pour la déterminer. Sur 153 galériens, 107 meurent, 21 se traînent long-temps convalescents, 25 sont guéris en peu de temps; mais il est à remarquer que, sur ce nombre, 20 n'avaient présenté que des symptômes très-légers. Du bagne, l'effluve épidémique s'étend à la ville pour enlever 42 malades; la garnison ne perd que deux hommes; un jeune chirurgien de marine est frappé et meurt en quinze heures. Les symptômes décrits par M. Lesson, et le résultat des nombreuses autopsies qui ont été faites, démontrent parfaitement la nature de l'affection : on s'accorde généralement à la ranger parmi les épidémies de méningite; on la distingue même comme une des plus meurtrières. En 1840 elle se montre à Caën : 10 cas et 4 décès sont signalés par M. Félix, chirurgien aide-major. A Cherbourg, elle enlève 2 hommes en 1841. Pendant l'été de 1840 elle éclate à Brest, reparaît en décembre 1841, et, chose digne de remarque! c'est que c'est dans la même partie de la ville qu'elle sévit, dans le quartier de la marine, qui primitivement et plus spécialement avait été son berceau (2). Gasté, médecin principal, premier professeur à l'hôpital d'instruction de Metz, est l'historien d'une épidémie très-meurtrière qui régna dans cette ville de novembre 1839 à mars

---

(1) Revue médicale, tom. XLII, pag. 458.

(2) Journ. de méd. et de chirurg. prat. de M. Lucas Championnière, tom. XII, mois de février, pag. 94.

1840 ; c'est dans la garnison que la maladie prend ses victimes : on observe 40 cas tous très-graves, sur lesquels 22 décès (1). Elle s'établit à Strasbourg à la fin d'octobre 1840, pour ne s'éteindre qu'à la fin de mai 1841 pour la garnison : comme à Versailles, on remarque ici des périodes de recrudescence et de décroissement, qui paraissent coïncider avec les alternatives d'abaissement et d'élévation de température. 184 cas sont traités à l'hôpital militaire, dans les salles de MM. Pascal, Faure et Tourdes ; 108 décès sont constatés. En janvier elle éclate dans la population civile, et se continue pour elle jusqu'en décembre : 150 cas sont observés, tant en ville qu'à l'hôpital civil, par MM. les professeurs Tourdes et Forget : on perdit 90 malades. Il est de notre devoir de citer le travail qui a été publié par M. Gabriel Tourdes sur cette épidémie ; nous ne saurions en faire un plus grand éloge que celui fait par M. Grisolle, dans son *Traité de pathologie interne*, tom. I, p. 423. « Le travail le plus complet, le plus remarquable que nous ayons, est sans contredit la relation qu'a publiée le professeur G. Tourdes, d'une épidémie de méningite cérébro-spinale qui a régné à Strasbourg de 1840 à 1841. Le travail de ce médecin distingué, rédigé dans un excellent esprit, est d'un grand intérêt, et peut être cité comme un modèle de description. »

Un bataillon du 29e régiment de ligne, en garnison à Strasbourg pendant l'épidémie, se rend à Sélestat : quelques hommes succombent immédiatement après leur arrivée, frappés de méningite ; aussitôt quelques

(1) Mélanges de médecine, par Gasté.

cas se déclarent en ville, dans le quartier voisin de la caserne; deux mois après, elle s'étend dans l'intérieur de la ville (1). M. Mistler, historien de cette épidémie, remarque qu'elle sévit principalement sur les enfants de six à quinze ans; ce sont les plus forts, les plus robustes qui sont ses victimes de prédilection : il observe 19 cas et a 7 décès. En janvier 1841, elle éclate à Nancy pour durer jusqu'aux premiers jours du mois d'août; sur 28 cas, M. Rollet (2), médecin ordinaire, constate 8 décès; quelques cas rares eurent lieu en ville. A Colmar, de février à avril 1842, M. Martin, chirurgien-major, signale 7 cas dont 5 mortels. A Laval, elle commence le 26 mars 1840 sur la garnison; sa durée est d'un an : 69 cas sont observés par M. Martin; elle enlève 44 malades; en ville, on a à traiter quelques cas isolés. A Tours, quelques militaires détachés de Laval succombent. Une deuxième épidémie règne au Mans en 1840; ce sont encore des soldats venus de Laval qui sont atteints. MM. les inspecteurs du Conseil de santé notent 9 cas dont 3 décès. A Blois, on l'observe aussi en janvier et février 1841 : 4 décès sont mentionnés sur 12 cas. A Château-Gonthier, quelques hommes détachés de Laval sont enlevés, à la fin de 1840 et au commencement de 1841. A joigny, M. Matthieu, chirurgien-major, mentionne sa présence par 7 cas mortels, d'avril à juin 1841. A Rambouillet, elle produit 3 décès, de décembre 1840 à juillet 1841; quelques cas rares sont signalés dans la population civile, au

(1) Gazette médicale de Strasbourg, 5 avril 1841.

(2) De la méningite cérébro-rachidienne et encéphalo-rachidienne épidémiques. Paris, 1844.

rapport de M. Chevalier, chirurgien-major. Du 27 décembre 1840 au 25 février 1841, M. Nicolas, chirurgien-major, observe à Poitiers 20 cas, qui donnent lieu à 8 décès. A Ancenis, sur 12 cas, M. Garnier, aide-major, constate 4 décès. Du 28 janvier 1842 au 7 février, elle sévit sur la garnison de Nantes par 36 cas, et s'étend de là sur les habitants de la ville. A Foix, les médecins de l'hôpital civil l'observent exerçant ses ravages sur le dépôt du 17e de ligne : sur 16 hommes atteints, disent-ils, 6 sont morts du 3 au 14 avril 1837, les 10 autres sont dans un état alarmant qui ne permet pas d'espérer la guérison ; en même temps le Conseil de santé des armées note son existence à Narbonne. A Toulon, M. Léonard, médecin en chef, signale 8 décès qu'elle produit de février à avril 1838. Sous le nom de *gastro-méningite*, M. Durand, chirurgien-major du 49e de ligne, fait la description de l'épidémie, qui éclate à Nismes dans les premiers mois de 1839 : il note 25 décès. A Avignon, elle débute à la fin de 1839, se continue pendant les premiers mois de 1840, reparaît à la fin de cette même année, et disparaît, enfin, pendant les premiers mois de 1841. M. Chauffard, médecin de l'hôpital, qui l'a observée, signale une faible extension à la population civile ; la plupart des cas civils se développent dans l'hôpital : ce sont, en général, les jeunes soldats robustes et vigoureux qui sont atteints. Une sœur de l'hôpital et une infirmière sont frappées et meurent en quelques heures. Il n'est peut-être pas inutile de remarquer que l'apparition de la méningite à Avignon coïncide avec les débordements étendus du Rhône qui, en 1840 et fin de 1841, inondèrent une majeure partie de la Provence. En 1840, elle éclate à Montbrison et dure de septembre à décembre : il résulte d'une note du Conseil de santé qu'il y a eu 16 décès sur 47 cas. La méningite épidémique signale son passage à Lyon, de février à mars 1842, par 9 cas, dont 4 mortels. M. Paul, médecin principal, du 12 octobre 1840 au 1er avril 1841, en observe 50 cas à Perpignan : 28 malades succombent ; la population civile n'est pas atteinte (1).

A la suite d'une grande misère résultant des inondations dévastatrices du Rhône en 1840 et 1841, et au commencement d'un hiver précoce et rigoureux, sous l'influence d'un vent du nord, froid et impétueux, qui succéda aux pluies automnales, la méningite épidémique se montre tout-à-coup à Aigues-Mortes en novembre 1841, pour s'éteindre à la fin de mars 1842. La garnison, les douaniers, la classe aisée comme la classe pauvre, eurent également à souffrir de l'effluve épidémique. M. le docteur Schilizzi signale 120 cas mortels sur 160 personnes atteintes. Il remarque que les lieux les plus voisins de l'inondation sont aussi les plus rudement attaqués par l'épidémie.

A Avignon comme à Aigues-Mortes, l'épidémie naît dans les mêmes circonstances que celle qui est signalée par Pringle, et qu'il attribue à l'arrivée brusque du froid après de fortes pluies, aux fortes gelées, à la situation de l'armée dans un pays froid et humide. C'est surtout dans les quartiers voisins des inondations qu'elle est le plus meurtrière, dit cet auteur. N'en est-il pas ainsi à Avignon, et ne pouvons-nous pas, d'après les

(1) Rapport de M. Paul au Conseil de santé des armées.

analogies frappantes de symptômes et de causes, ranger l'épidémie décrite par Pringle sous un nom vague parmi les épidémies de méningite? Depuis 1842, la méningite épidémique a paru diminuer ses ravages ; cependant on en a toujours signalé quelques cas : c'est presque toujours dans les localités où elle a déjà sévi, qu'on la rencontre. Ainsi, de 1845 à 1846, elle a régné à Douéra (Algérie); de novembre 1846 à mars 1847, elle s'est appesantie sur la garnison d'Alger où elle a fait de nombreuses victimes. A la même époque, elle s'est montrée de nouveau à Lyon, et y a été assez meurtrière.

Ici se termine l'analyse des détails historiques que j'ai été à même de recueillir sur cette affection, dans tous les mémoires, notes ou articles qui ont été publiés depuis 1837.

III. Caractère de la maladie. — Partout où la méningite a exercé ses ravages, on lui a assigné le caractère d'épidémie : dans tous les mémoires qui ont été publiés, c'est sous ce titre qu'on en parle. Avant de pousser plus loin l'étude de cette maladie, ne prêtant d'abord qu'une attention légère aux symptômes, à sa nature, à ses causes et à son siége de prédilection, n'envisageant que les circonstances générales sous l'influence desquelles elle règne de préférence, son apparition brusque et peu fréquente, sa manière d'être et d'agir là où elle sévit, tâchons de définir quel est le caractère général qu'il convient de lui assigner. Est-ce à tort ou à raison qu'on s'accorde généralement à lui donner cette épithète d'*épidémique?* La méningite cérébro-spinale, telle qu'elle a régné en France, est-elle une affection à laquelle il faille nécessairement donner le nom d'*épidémie?* N'est-ce pas une *endémie ?* Ne pourrait-on pas dire encore que c'est une *maladie sporadique ?* Un coup-d'œil rapide jeté sur les détails historiques et sur les définitions exactes des mots *épidémie, endémie*, et de ce que l'on entend par *maladies sporadiques*, suffit, ce me semble, pour résoudre la question, sans qu'il soit nécessaire d'approfondir à cet égard les circonstances particulières qui lui donnent naissance, et les causes spécifiques ou individuelles qui compliquent les constitutions météorologiques sous l'influence desquelles elle se développe.

Virey (1) définit les *maladies endémiques*, celles qui affectent spécialement une nation (de δῆμος *peuple*, d'où ενδῆμος *populaire*), et qui sont engendrées, soit par la nature du territoire qu'habite la nation ou des aliments dont elle se nourrit, soit par ses coutumes particulières, ou fomentées par d'autres causes inconnues. Les maladies endémiques sont permanentes dans un peuple : telles sont les fièvres intermittentes tierces, quartes, graves, pernicieuses, malignes, observées dans les pays marécageux, etc. M. Nacquart (2) donne le nom de *maladies épidémiques* à celles qui attaquent en même temps un grand nombre d'individus (de επι *sur*, δῆμος *peuple*.

Cette définition indique que le caractère épidémique ne constitue point un ordre particulier de maladies, mais qu'il doit être considéré seulement comme une forme que toutes ou le plus grand nombre peuvent revêtir : bien différente en cela de l'acception sous laquelle le

---

(1) Dictionnaire des sciences médicales, tom. XII, pag. 183.
(2) Ouvr. cit., pag. 467.

vulgaire reçoit ce mot, qui est pour lui le présage des maux les plus grands, des dangers les plus réels.

Les maladies épidémiques sont étrangères aux populations ; elles leur sont apportées d'ailleurs et momentanément appliquées, sans se reproduire quelquefois d'un temps très-long.

Par *maladies sporadiques*, enfin, on désigne des maladies disséminées ou clairsemées, comme l'indique l'étymologie de ce mot, mais non particulières à un peuple; elles sont particulières à chaque individu, se développent plus ou moins facilement chez tel ou tel, selon son tempérament, sa constitution, sa profession, son genre de vie, son alimentation, le lieu qu'il habite, et les influences anormales auxquelles il se soumet; en un mot, selon sa plus ou moins grande aptitude à les contracter.

On a généralement divisé les épidémies : en *constitutionnelles*, pouvant régner en toute saison, et qui tiennent aux altérations qu'éprouve l'atmosphère dans ses propriétés médicales par les variations de température ;

En *effluviennes*, qui ne reconnaissent qu'une saison de l'année, sont dues aux altérations des propriétés médicales de l'atmosphère par une cause morbifique quelconque qui vient se combiner à lui, telle que les gaz qui s'émanent des matières végétales ou animales en putréfaction : elles règnent presque toujours en été ;

En *miasmatiques*, enfin, qui sont dues à l'influence plus ou moins prolongée sur l'économie, d'une atmosphère chargée d'exhalaisons provenant d'hommes ou d'animaux malades, et dont l'action est plus ou moins prononcée, selon l'espèce de maladie qui leur donne naissance.

On donne l'épithète d'*insolites*, par opposition à celles qui se représentent souvent, aux épidémies qui éclatent à certaines époques pour disparaître après un laps de temps plus ou moins long, et se montrer de nouveau brusquement après une période indéterminée.

D'après les données seules que fournissent les détails historiques qui précèdent, il est aisé de voir que la maladie qui nous occupe n'est pas particulière à un peuple, à un pays; nous la voyons errer d'une extrémité à l'autre de la France, sur deux lignes qui se joignent entre elles par de nombreuses irradiations, exercer ses ravages sur des localités complètement dissemblables, et par leur situation géographique, et par leur climat, et par leur configuration topographique. On ne peut donc pas assigner à la méningite le caractère *endémique ;* car le mot *endémie* suppose l'existence d'une cause inhérente à une localité, au-dehors de laquelle, et après un certain rayon, toute trace de la maladie qui lui est propre a disparu. Presque partout où la méningite a sévi, elle a frappé un grand nombre d'individus en peu de temps; dans quelques endroits, elle n'a fait que de rares victimes. A ces titres, je crois, sans attacher même une grande importance au mot, on peut, se ralliant à l'opinion générale, opinion qui, du reste, est corroborée de toute la valeur d'un nom célèbre dans le monde médical (1), donner à cette affection le titre d'*épidémie*. Partout, à quelques rares exceptions près, elle éclate à

(1) Je veux parler de M. le professeur Lallemand, qui, dans une clinique inédite en novembre 1842, assigna à l'affection qui régna à Aigues-Mortes le caractère *épidémique*.

la fin de l'automne, à l'arrivée des froids, à une époque où les eaux recouvrent tous les points marécageux et où toute exhalaison miasmatique est impossible, où les propriétés médicales de l'air ne peuvent être autrement altérées que par de simples vapeurs d'eau et par le froid. Dans plusieurs endroits, c'est après les inondations qu'elle se déclare, et l'on remarque qu'elle est plus meurtrière sur les points inondés qu'aux lieux qui s'en éloignent. Elle redouble d'intensité avec l'abaissement de la température, et décroît d'une manière assez sensible avec son élévation; presque partout elle disparaît avec la fin du printemps, quelquefois même avant. Ne peut-on pas appeler *constitutionnelle* une épidémie qui se conduit ainsi, et dont l'existence paraît aussi inhérente à une constitution atmosphérique ?

Sans remonter aux temps anciens, nous la voyons brusquement débuter au Mans en 1823, au rapport de M. Pingrenon; treize ans après, elle reparaît de nouveau sur divers points de la France, se renouvelle plusieurs fois dans un lieu, disparaît complètement dans un autre. L'épithète d'*insolite* me paraît pouvoir être appliquée à cette manière d'être de l'épidémie de méningite.

J'appellerai donc, en me résumant, l'affection qui m'occupe, d'après son caractère général, les circonstances générales sous l'influence desquelles elle paraît plus facilement se développer, son existence non continue et se révélant irrégulièrement après une période indéterminée, *épidémie constitutionnelle insolite.*

Quant à l'idée de lui assigner le caractère *sporadique*, je ne pense pas qu'on puisse s'y arrêter.

IV. ÉTIOLOGIE. — Un des points les plus difficiles de

l'étude des maladies épidémiques est, sans contredit, leur étiologie; il est souvent impossible de découvrir les causes véritables qui les engendrent, et tous les efforts qu'on peut faire restent le plus souvent infructueux. Il en est de l'étiologie de la méningite comme de l'étiologie des autres épidémies : bien des hypothèses, bien des raisonnements logiques en tout point et vraisemblables en apparence ont été émis, et nul n'a pu fixer d'une manière évidente et irrécusable la cause spécifique ou l'ensemble des causes réelles auxquelles elle est intimement liée. Les causes générales sont d'une appréciation aisée; étant les mêmes à peu près pour toutes les épidémies, elles sont parfaitement connues. La difficulté est de déterminer la cause spéciale, spécifique, qui fait que les mêmes causes générales donnent lieu tantôt à telle ou telle forme épidémique, tantôt à telle ou telle autre; en un mot, la raison de l'existence sous la forme épidémique d'une affection méningienne plutôt que d'une affection abdominale.

Un vaste champ est ouvert aux hypothèses, les hommes à imagination féconde peuvent largement exercer leur esprit; ceux, au contraire, dont l'intelligence froidement réfléchie ne se contente point d'hypothèses, seraient-elles très-probables, et qui, interrogeant la nature dans ses moindres détails, dans ses productions les plus minimes, demandent à chaque fait le pourquoi de son existence, peuvent aussi y trouver l'occasion d'exercer longuement l'esprit d'ordre et d'investigation judicieuse qui les caractérise. En vain de toutes parts on a étudié le grand livre de la nature, pour pouvoir y découvrir la cause spécifique directe, seule capable de justifier l'existence de l'affection méningienne ; tous les efforts ont échoué, on s'est toujours rejeté sur les causes générales communes à toutes les épidémies. On a admis la probabilité d'un principe particulier spécifique, regardé même par quelques-uns comme miasmatique, qu'on n'a pu saisir, et dont on a malheureusement souvent pu constater les effets. Ici les raisonnements les plus sévères, la logique la plus serrée, la synthèse la mieux entendue n'ont pu faire remonter de l'effet à la cause, et on s'est perdu dans les conjectures les plus hasardeuses et les plus disparates. Reconnaître qu'il est probable que l'affection naît d'une influence morbifique particulière, *sui generis*, insaisissable, répandue et combinée à l'air, n'est-ce pas avouer son impuissance et l'ignorance dans laquelle on se trouve relativement à la cause essentielle et immédiate de la maladie? Vainement la chimie est venue en aide à la médecine, vainement l'analyse de l'air a été faite dans les lieux les plus infectés, l'agent miasmatique, s'il existe, a toujours échappé sans laisser la moindre trace de son existence, autre que les effets qu'il produit.

L'existence de la méningite, coïncidant presque partout avec l'arrivée des froids, à la suite des pluies d'automne, généralement abondantes en France ; les remarques que l'on a faites de ces périodes de décroissance et de recrudescence, selon que la température s'élevait ou s'abaissait, ont fait penser, dès le principe, que c'était à l'action directe du froid sur les centres nerveux qu'il fallait attribuer l'existence de l'affection ; mais on a reconnu que ces circonstances, sous l'influence desquelles elle se développait, ne lui étaient pas particulières. Ces circonstances sont du nombre des causes générales qui précèdent et accompagnent les épidémies constitutionnelles, mais n'expliquent pas d'une manière satisfaisante l'existence d'une épidémie méningienne, avec d'autant plus de raison qu'on la voit quelquefois régner, avec une vigueur analogue, en dehors de ces circonstances, dans des pays où le froid est modéré : en Afrique, par exemple, où elle a sévi plusieurs fois.

On a signalé aussi l'encombrement ; on conçoit, en effet, qu'une réunion nombreuse d'hommes, dans un même lieu, puisse produire rapidement la décomposition de l'air et une altération dans ses principes capable de déterminer une épidémie. En admettant même que cette viciation de l'air puisse donner naissance à une phlegmasie méningienne, pourrait-on expliquer pourquoi son action détermine telle épidémie de préférence à telle autre; pourquoi c'est la pie-mère, l'arachnoïde, ou tout autre organe de la cavité encéphalique, qui sont atteints de préférence à ceux des autres cavités ? Cet état de l'air ne doit être considéré, je crois, que comme cause générale, commune encore à toutes les épidémies, mais ne pouvant expliquer la spécialité de chacune : ceci est d'autant plus vrai que la méningite a débuté quelquefois dans une maison peu habitée, et loin des lieux où cette viciation atmosphérique pouvait exister. On a tour-à-tour accusé les habitations, les climats, mais la méningite n'a pas toujours régné, et puis ne la voyons-nous pas régner partout, dans des habitations bien construites, selon toutes les règles hygiéniques, comme dans celles qui pèchent de ce côté, dans les climats froids comme dans les climats tempérés. Un coup-d'œil jeté sur l'historique fait voir qu'elle a atteint indistinctement toutes les classes de la société, en s'appesantissant toutefois sur la classe pauvre et sur l'armée, où elle ne frappe, à quelques rares exceptions près, que les grades inférieurs.

Peut-on donner de l'importance à la question relative aux vêtements? Il en est d'elle, ce me semble, comme de celle qui concerne les habitations. Si quelques malades se trouvent dans le dénuement, d'autres n'ont rien à souffrir à cet égard, et tous ont été également frappés. Lors de l'invasion de la maladie, on avait remarqué à Strasbourg que les premières victimes furent prises parmi des conscrits nouvellement arrivés de leur pays. Vêtus presque tous de toile, ils avaient eu à traverser une grande partie de la France par un froid rigoureux et précoce (ils venaient du Berry). Un contingent nombreux venait d'être rappelé, et les magasins ne furent pas assez abondamment pourvus pour fournir tous les vêtements nécessaires; il en résulta qu'un grand nombre restèrent encore long-temps vêtus des effets qu'ils apportaient de chez eux. Les hommes vêtus de drap, comme ceux vêtus de toile, furent frappés; et d'ailleurs, comme l'observe fort judicieusement M. Forget (1): «Quelle »relation établir entre l'insuffisance des vêtements et une »maladie de l'encéphale? Encore, s'il s'agissait d'une »maladie de poitrine!»

Le régime alimentaire n'a non plus rien offert de particulier. L'armée, et c'est surtout elle qui a eu le plus à souffrir, a généralement une nourriture de bonne nature et qui ne varie point, qui est partout la même. Ceux qui ont vécu dans les régiments, qui ont fréquenté les

(1) Relation de l'épidémie de méningite de Strasbourg, pag. 9.

casernes, savent avec quelle sollicitude philanthropique les chefs de corps veillent à cette partie du service : tous les jours les officiers de semaine sont tenus d'inspecter les cuisines ; tous les jours le chirurgien, dans chaque bataillon, s'assure si les aliments sont de bonne nature, si les ustensiles sont propres, et, dans le cas contraire, il est tenu de le mentionner dans son rapport journalier à son chef immédiat, ou à son colonel si le chirurgien-major est absent. En garnison, la nourriture est très-abondante ; ce n'est guère qu'en campagne qu'elle devient quelquefois exiguë, et en campagne on n'a pas observé de méningite épidémique, on n'a eu que des méningites sporadiques résultant de l'insolation ou de causes traumatiques directes.

Les professions ont été interrogées à leur tour ; on a voulu savoir si l'une d'elles ou quelques-unes ensemble étaient plus particulièrement susceptibles d'exercer une influence marquée sur la production de l'épidémie. L'état militaire fut d'abord accusé comme cause spéciale de l'épidémie, cause nécessaire, indispensable et inhérente à elle ; les exercices longs et pénibles des recrues, les longues factions de nuit par un froid humide et excessif, l'habitation de casernes mal construites, dont les ouvertures mal fermées quelquefois donnaient un accès facile au froid, à l'humidité, furent mentionnés. Pouvait-on prêter une grande importance à ces causes, et ces hypothèses ne devaient-elles pas tomber, sans besoin de les combattre, lorsque l'épidémie s'étendit à la population civile ; lorsqu'on la vit régner ailleurs que dans les lieux de garnison ? Prétendues spécifiques d'abord et intimement liées à l'existence de la méningite, ces causes ont dû dès-lors être mises au rang de celles qui prédisposent d'une manière plus ou moins directe à contracter la maladie, et qui facilitent son développement. M. Forget, dans son travail et d'après ses observations consciencieuses, dit qu'eu égard aux professions et aux habitudes, les malades offrent les différences les plus variées. Cette opinion est partagée par MM. Tourdes et Faure Villar.

La suppression des évacuations naturelles, cause si fréquente de la méningite sporadique, pourrait-elle être mise en avant? Nulle part on ne cite la suppression de la sueur, d'un flux hémorrhoïdal ou menstruel. On a songé aussi à l'influence des causes morales, la nostalgie pour les jeunes soldats éloignés de leur famille; mais l'affection a frappé aussi des jeunes gens qui se trouvaient dans leur pays, et qui plusieurs fois dans la journée pouvaient voir leurs parents. Un de nos premiers malades à Strasbourg fut un jeune soldat, engagé volontaire, chez les parents duquel je logeais; il passait une majeure partie de la journée chez lui. Pendant sa maladie, il fut entouré de soins affectueux et termina sa convalescence au milieu des siens. Certes, on ne peut pas ici accuser la nostalgie; et puis, d'ailleurs, l'épidémie s'étendant à la population civile, régnant même sur des points où il n'y avait point de garnison, il dut en être de cette influence comme de celle exercée par les professions. On accusa la misère et la tristesse qu'elle entraîne. La misère existe-t-elle dans la classe aisée? La classe ouvrière a-t-elle également à s'en plaindre? La méningite frappe ses victimes partout. Les relevés qui ont été faits font voir que l'épidémie n'a eu de prédilection pour aucune profession. On ne peut guère accuser les contentions d'esprit, les travaux intellectuels, les efforts d'imagination; ils sont rares chez le peuple et chez le soldat, et c'est chez eux que nous trouvons le plus grand nombre de victimes. L'existence de mouvements passionnels précédant l'invasion a été signalée quelquefois. L'influence qui a paru agir le plus souvent et d'une manière plus directe, c'est l'intempérance, l'abus des boissons alcooliques. La maladie a souvent éclaté après une ivresse prolongée. M. Tourdes cite l'exemple d'un remplaçant qui, le jour de sa rentrée au service, fut atteint après une journée de débauche complète. Pendant le cours de l'épidémie, il n'est pas extraordinaire, du reste, de voir ces causes, qui sont habituelles de l'affection sporadique, affecter l'encéphale d'une manière plus active et déterminer avec plus de facilité une méningite. Les plus minutieuses recherches ont prouvé que c'était à une cause inconnue qu'il fallait rapporter le plus grand nombre de cas.

L'épidémie restant presque partout confinée chez les militaires, on pensait que le sexe masculin s'y trouvait exclusivement exposé, opinion qui tomba dès le début de la maladie dans la population civile. Les observations constatent que les deux sexes y sont sujets en proportion à peu près égale. L'âge moyen est celui qui se trouve le plus souvent affecté; tous les âges de la vie ont été frappés. Les relevés qui ont été faits à cet égard dans les hôpitaux militaires, le prouvent, mais ils prouvent aussi que la méningite a été de beaucoup plus fréquente chez les jeunes soldats; c'est la 20e, 21e, 25e et 26e année qui ont fourni le plus de décès. La proportion est de 7 sur 10 pour ces âges.

D'après le rapport de M. Mistler, ce sont les enfants

qui ont été particulièrement atteints à Sélestat. Sans vouloir contrôler cette opinion ni m'élever contre elle, puisque ce sont des résultats d'expérience que M. Mistler présente, je citerai l'opinion du professeur Forget, qui peut bien avoir quelque valeur, et en faveur de laquelle on peut pencher. M. Forget pense que, pour la plupart des cas observés au-dessous de 13 ans, sans cependant en conclure que la méningite n'a pas sévi sur ces âges, il s'agissait souvent moins de la méningite que de l'hydrocéphale aiguë, maladie si commune à cet âge et en toute circonstance. Sans vouloir approfondir cette question, nous dirons que probablement M. Mistler a eu affaire à la méningite granulée ou tuberculeuse, si commune chez les enfants. Il est à regretter que ce praticien n'ait pas recueilli avec plus de soin les observations relatives à cette épidémie; son travail aurait pu être très-intéressant et corroborer l'opinion de M. Guersant, complétée par les travaux de MM. Rufz, Piet, Becquerel, Barrier, Rilliet, Barthez, Lediberder et Valleix. Quant aux maladies préexistantes, on a eu rarement l'occasion de les noter; le plus souvent la méningite a frappé ses victimes au milieu de la santé la plus parfaite. On a remarqué que les femmes enceintes étaient épargnées. Toutes les constitutions, tous les tempéraments ont été indistinctement atteints; on a cependant reconnu une prédominance chez les individus à constitution forte, à tempérament sanguin. M. Forget indique la prédominance du tempérament lymphatico-sanguin. Ce professeur étudiait la maladie en Alsace, où on sait que c'est le tempérament le plus commun : il n'est donc pas étonnant, comme il l'observe du reste lui-même, que ce soit ce tempérament qui se soit présenté le plus souvent chez les malades.

A l'exception des cas où les épidémies sont produites par une infection miasmatique résultant de la décomposition de matières animales en putréfaction, caractérisées toutes par des affections des voies digestives, à l'exception de quelques épidémies catarrhales, conséquences inévitables d'un vent froid et glacé, d'une température très-basse agissant d'une manière immédiate et, pour ainsi dire, mécanique sur les organes respiratoires, on a vainement cherché à découvrir les causes matérielles spécifiques des épidémies. A combien d'interprétations différentes n'a pas donné lieu l'apparition du choléra en Europe, en France! Combien n'y a-t-il pas eu d'opinions diverses et opposées sur la nature intime de sa cause productrice! Pour les uns, c'était un principe gazeux ou autre répandu dans l'air, qui lui donnait naissance; pour les autres, un agent en dissolution dans l'eau. En Espagne, un médecin de Barcelone assurait que c'était un principe particulier étendu par couches sur la surface des eaux courantes, qui transmettait la maladie. Au point de vue des croyances populaires, à l'exemple du peuple parisien, on s'écria partout où il sévit qu'on avait empoisonné les sources; le mot d'empoisonnement, de poison, était dans toutes les bouches, comme au temps de la marquise de Brinvillers. La terreur s'empara de la classe ignorante et excita la fureur du peuple. C'est peut-être à cette croyance toute populaire, née au sein de la basse classe et fomentée par la malveillance, qu'il faut peut-être rapporter la tendance des opinions des médecins qui inclinaient à penser que l'eau était l'agent porteur du principe morbide. Quoi qu'il en soit de ces opinions diverses, on est encore obligé d'avouer aujourd'hui que la cause immédiate, intimement liée à une épidémie aussi terrible, est inconnue. Il en est de même pour la méningite ; en vain partout les médecins ont fait des recherches, en vain ils ont fait des efforts d'imagination, de réflexion, de logique ; la cause réelle échappe, sans qu'il soit possible de l'apprécier ; il n'est que quelques cas où elle se montre d'une manière bien évidente et ne laisse naître le moindre doute : c'est à Abdère, dans l'épidémie decrite par Lucien ; c'est en France en 1310, dans l'épidémie décrite par Sauvages sous le nom de *phrenitis calentura ;* dans celle de Palerme en Sicile, dont Ingrassia fut l'historien ; c'est dans l'épidémie de Melazzo en Sicile, en 1808, développée, au rapport de Boyle, dans l'armée anglaise, aussitôt après son débarquement, sous l'influence d'une chaleur excéssive et du vent de siroco ou *simoun.* Ici la cause spécifique est patente ; on ne peut ni la nier, ni la révoquer en doute ; c'est une des causes habituelles de la méningite sporadique, c'est l'insolation prolongée, c'est l'influence d'une température à laquelle on n'est pas habitué, température très-élevée. Dans ces cas, ne donnant point au mot *épidémie* la rigoureuse acception qu'il comporte, on pourrait dire que la méningite n'est pas *épidémique ;* que c'est une affection *sporadique* développée simultanément chez plusieurs individus, soumis en même temps à l'influence directe d'une même cause.

Jusqu'à présent, tous les efforts qui ont été faits, tous les raisonnements, toutes les investigations les plus consciencieuses n'ont servi qu'à établir d'une manière irrévocable l'existence d'un fait médical, extraordinaire; rien n'a été conclu quant à sa production. On a constaté avec précision dans quelles circonstances il a eu lieu; mais ces circonstances, en tout point générales, pouvaient aussi donner naissance à un autre fait tout différent, et n'ayant d'autre point de similitude avec le fait existant que sa qualité épidémique. Où est donc la cause spécifique productrice qui le détermine? Il en existe une évidemment, car la raison se refuse à concevoir un effet sans cause préalable. Résignons-nous à avouer notre impuissance, car nous la chercherions vainement, nous nous perdrions dans un labyrinthe inextricable dont nul encore n'a pu découvrir le fil conducteur. Cette cause existe, avons-nous dit; elle existe occulte, cachée et inexplicable pour nous, dans le génie épidémique, dont l'histoire des épidémies jusqu'à ce jour nous démontre la nature excessivement variable.

Ne blâmons point pour cela les efforts qui ont été faits; ils sont dignes, au contraire, des plus grands éloges; ils avaient un but d'utilité et de philanthropie qu'on ne saurait nier. Exprimons nos regrets de ce qu'ils ont été infructueux; ne nous rebutons point et n'en continuons pas moins nos études et nos recherches, malgré le peu d'espoir que nous pouvons avoir d'arriver à la solution d'un problème dont la découverte est enviée depuis les premiers âges de la médecine, et dont la recherche a été l'occasion des travaux les plus remarquables. Hippocrate avait posé la première pierre de l'édifice; c'est à son immense génie, qui embrassait tout, que l'on doit les premieres règles fondamentales de l'étude des maladies épidémiques. Après lui, ceux qui sont venus n'ont fait que corroborer ce qu'il avait écrit, en se rangeant à ses principes; ils n'ont pu rien ajouter à ce qu'il avait dit; son œuvre restera toujours intacte et immortelle pour servir de base aux études des praticiens de tous les temps.

Comme le plus grand nombre des épidémies, c'est sur la population pauvre que la méningite cérébro-spinale a frappé ses plus rudes coups. Nous sommes obligés, quant à sa cause, de décliner notre ignorance complète et notre impuissance involontaire. Nous ne pouvons dire qu'une chose, c'est que la misère, avec les tristes conséquences qui en émanent, a été la plus active de toutes les prédispositions. Un voile épais recouvre encore pour nous ce qu'elle a de spécial et d'occulte; il ne faut pas pourtant y attacher une trop grande importance. «Peu nous »importe la cause, qu'elle soit spécifique ou non; si »nous ne pouvons l'empêcher d'agir, d'influencer, qu'il »nous suffise de saisir la marche et les effets de la ma»ladie pour parvenir à son traitement rationnel» (Ozanam). Et puisque nous ne saurions faire mieux, imitons Sydenham, et disons avec lui: «Ce n'est pas en recher»chant les causes des maladies qu'on les guérit, mais »bien en leur appliquant le remède sanctionné par l'ex»périence.»

V. Mode de propagation ou de transmission.—Quelques mots me paraissent indispensables sur le mode de propagation ou de transmission, avant de passer à l'étude des symptômes. Certains faits paraissent militer en faveur de la contagion ou de la transmission d'individu à individu; je vais signaler les plus importants. A l'hôpital militaire de Strasbourg, plusieurs cas se développent pendant le séjour des malades affectés de méningite;

deux officiers de santé et un infirmier sont frappés. L'un des officiers de santé, entré à l'hôpital depuis deux jours et en traitement pour une affection psorique, est atteint d'une manière foudroyante et meurt en 36 heures, malgré la médication la plus active. A l'hôpital civil, M. Forget n'observe rien de ce genre. A Rochefort, un jeune chirurgien de marine est atteint en donnant des soins aux malades. A Sélestat, c'est après l'arrivée d'un bataillon du 29e venant de Strasbourg que la maladie éclate d'abord sur des hommes du bataillon qui pouvaient avoir contracté la maladie à Strasbourg, et puis le début de l'épidémie a lieu pour la population civile autour du quartier. A Avignon, une lingère travaillant dans l'hôpital, et ayant peut-être manié le linge qui avait servi aux malades, est la première victime; une infirmière soignant une jeune fille atteinte de méningite est également frappée; enfin, une sœur, spécialement attachée au service des salles des malades, contracte la méningite. A Brest, la méningite se renouvelle dans le quartier qui avait été son berceau primitif. Malgré l'authenticité et la véracité de ces faits particuliers, peut-on en déduire que la méningite épidémique est contagieuse? Je ne le pense point, et il me paraît plus rationnel de croire que toutes les victimes de l'épidémie sont atteintes par cela seul qu'elles se trouvent sous l'influence de la même cause générale et commune à toute la population du lieu. Ce n'est guère que dans les casernes ou les hôpitaux que ces faits ont été constatés; rarement on a vu en ville plusieurs malades dans la même famille, dans la même habitation. Si l'on accuse la méningite épidémique d'être contagieuse, on ne peut se baser que sur des faits exceptionnels, sinon litigieux. Je pense donc que, jusqu'à plus ample information, jusqu'à ce que la contagion soit mieux constatée, on peut, sans crainte d'encourir le reproche d'incrédulité, ne pas y ajouter une grande foi.

VI. Invasion. — L'invasion de la méningite a lieu de deux manières : tantôt la maladie frappe l'individu au milieu de la santé la plus parfaite, brusquement et d'une manière foudroyante ; d'autres fois, au contraire, elle s'annonce par quelques signes précurseurs, ce qui constitue deux modes d'invasion : *avec prodrômes* et *sans prodrômes*. On considère généralement l'invasion brusque ou foudroyante comme un des caractères principaux de la méningite épidémique : cette opinion n'est pas toujours en rapport avec les faits observés. M. Tourdes, sur 94 cas, en signale 45 comme ayant présenté des phénomènes précurseurs ; M. Forget arrive à peu près aux mêmes conclusions. Ce n'est guère qu'au début de l'épidémie qu'on a observé des cas sans prodrômes : on sait, du reste, qu'au début de presque toutes les épidémies il en est souvent ainsi. Cette opinion tiendrait-elle à ce que, en ces moments, les esprits n'étant pas prévenus, on s'occupe immédiatement de donner des soins aux malades, sans prêter une grande attention d'abord aux accidents qui ont précédé, et à ce que, plus tard, habitués et familiarisés avec la maladie, on observe avec plus d'attention les signes qui ont pu la précéder, afin de les combattre avec succès et de tâcher d'enrayer la marche de l'affection ? La plupart des malades ainsi observés ont été vus dans un état désespéré, sans connaissance ; le plus grand nombre n'a pu fournir de renseignements ; il est même très-probable que, chez quelques-uns, des signes précurseurs ont précédé l'invasion et sont passés inaperçus ; ce qui le fait penser, c'est l'existence de maux de tête pendant la durée de l'épidémie chez beaucoup d'individus, et les complications de céphalalgie dans un grand nombre de maladies qui ne l'offrent pas d'ordinaire. Ceux qui ont fréquenté les hôpitaux civils et militaires, ceux qui ont exercé la médecine chez le peuple, savent, du reste, combien il est souvent difficile, pour ne pas dire impossible, d'obtenir des renseignements positifs sur l'invasion des maladies, sur les signes qui les ont précédées, sur les médications qu'on a employées précédemment. La nature rude et bornée des hommes généralement admis dans les hôpitaux donne facilement l'explication de ce qui se passe : leur confiante insouciance lorsqu'ils ne se croient pas en danger, et leur terreur panique, subite, avec l'aggravation du mal, expliquent pourquoi, oubliant les signes précurseurs et les diverses modifications morbides survenues chez eux dès l'existence d'un mal plus grave, d'un malaise inhabituel, ils s'obstinent à faire dater leur maladie de l'instant où ce malaise a été assez fort pour les empêcher de vaquer à leurs occupations et les forcer à implorer les secours de la médecine. Chez quelques-uns, la mort a suivi de si près l'invasion, qu'il a été impossible de recueillir des renseignements. Quoi qu'il en soit, on a parfois observé l'invasion brusque et sans prodrômes. Dans tous les mémoires, on voit que des hommes bien portants ont été frappés instantanément, les uns en faction, les autres au milieu de leur repas, à l'exercice, au milieu de leurs occupations journalières ; mais ce début n'est pas général, il constitue au contraire une grande exception. Des malades ont été atteints pendant leur sommeil : M. Chauffard, dans son mémoire, en rapporte quelques cas. Cette invasion brusque est considérée comme un des phénomènes remarquables de la méningite épidémique ; l'expérience a prouvé qu'il fallait la considérer comme un signe de très-mauvais augure.

Invasion sans prodrômes ou foudroyante. Le malade est saisi subitement au milieu de la santé la plus parfaite, et tombe comme frappé de la foudre ; quelquefois il éprouve des vertiges violents, auxquels succèdent instantanément un brusque mouvement de rotation, un tournoiement irrésistible et involontaire, véritable tournis qui se termine par une chute. Ce singulier phénomène, observé par M. Forget, est en tout point semblable à celui qu'on remarque lorsqu'on fait la section des pédoncules du cervelet, ou lorsqu'un violent coup est venu frapper la région occipitale et inférieure de la tête.

Invasion avec prodrômes. Les malades sont pris d'une lassitude plus ou moins grande : ils sont abattus, perdent l'appétit, se plaignent de céphalalgie, éprouvent des frissons ; ils ont des nausées, des vomissements ; ils souffrent de rachialgie, de douleurs dans tous les membres, de vertiges, de malaise, de diarrhée parfois, de délire, de tremblements, de mouvements fébriles. La céphalalgie est un des prodrômes les plus précoces et qui s'observe le plus souvent ; le système nerveux est le système le plus affecté. De tous ces phénomènes précurseurs, ceux qui prédominent sont la céphalalgie, les frissons et les nausées ; leur apparition est le plus souvent simultanée.

Généralement courts, les prodrômes se prolongent quelquefois un certain nombre de jours, après lesquels l'invasion est subite. MM. les professeurs Tourdes et Forget ont observé à Strasbourg que la durée des prodrômes a exercé une grande influence sur le pronostic : les plus courts semblent indiquer les cas les plus graves. Les cas où ils n'ont pas dépassé un jour, dit M. Tourdes, comptent 66 décès sur 100 ; tous les autres ensemble n'en comptent que 46 sur 100.

L'on peut dire, en résumé, que l'invasion de la méningite épidémique a été foudroyante quelquefois ; que le plus souvent elle s'est annoncée par des phénomènes primordiaux, consistant surtout en un trouble croissant des fonctions du système nerveux ; que la maladie a été plus grave dans les cas à invasion brusque ou à prodrômes courts ; ces deux modes de début seront caractérisés par deux observations à la fin de la thèse.

VII. Symptomatologie. — Sous l'influence de cette terrible affection, les malades offrent les aspects les plus graves et les plus variés : les uns sont sans mouvement, comme plongés dans une profonde léthargie ; les autres se débattent dans une anxiété extrême ; chez quelques-uns, ce sont des mouvements tumultueux et désordonnés, des contractions horribles à voir, il poussent des cris rauques et inarticulés ; chez tous, généralement, les traits de la face expriment la sensation d'une douleur violente, dont tous les signes extérieurs sont les fidèles interprètes. Les symptômes le plus généralement observés consistent en une plus ou moins grande altération des fonctions de la vie de relation, qui se traduit par un trouble extraordinaire de toutes les facultés, remarquable surtout par l'innombrable variété des formes sous lesquelles il se présente d'une manière successive ou simultanée ; le plus souvent ce sont les mêmes signes observés dans les prodrômes, mais affectant dès l'invasion une plus grande intensité. Un des phénomènes les plus caractéristiques est l'exagération de la sensibilité.

De tous les symptômes, le plus ordinaire est une violente céphalalgie, variable à l'infini par son siége, sa forme et sa durée : c'est le front, c'est la nuque, les tempes, les orbites qu'elle occupe d'abord, et finit par s'étendre à toute la tête. La douleur qu'elle produit est lancinante, gravative, aiguë, pulsative, térébrante, dilacérante. Les comparaisons ne manquent point aux malheureux malades pour l'exprimer dans leurs plaintes : les uns disent qu'il leur semble que leur tête est comprimée entre les mors d'un étau, qu'on la frappe à coups redoublés avec un marteau; d'autres, au contraire, que leur cerveau se dilate, et que, sous son expansion, leur crâne va voler en éclats, etc. Se développant dès le début, la céphalalgie persiste pendant tout le cours de la maladie; compagne presque toujours fidèle de tous les autres symptômes, elle se continue quelquefois long-temps pendant la convalescence en diminuant d'intensité. Elle alterne avec le délire et le coma, et n'abandonne le malade qu'au tombeau ou à son entier rétablissement. Elle augmente souvent le soir ; elle est continue ou rémittente; elle acquiert son summum d'intensité sous l'influence de la lumière, du bruit ou du mouvement. Phénomène caractéristique de la méningite, la céphalalgie, dans certains cas où la mort ne s'est pas fait attendre long-temps, a été le seul symptôme appréciable ;

avec elle on observe aussi la rachialgie, qui constitue le signe pathognomonique de la méningite cérébro-spinale, et qui n'a lieu que lorque la maladie se prolonge au-delà de quelques jours. Rarement elle existe seule et dès le début. Son lieu d'élection varie dans toute la longueur du rachis; son siége le plus ordinaire est à la région cervicale. La douleur qu'elle provoque est atroce et revêt les mêmes formes que la céphalalgie; par les mouvements, elle augmente d'intensité, ce qui fait qu'il n'est pas rare de voir les malades rester dans l'immobilité la plus complète, la tête se renversant sur la nuque, le tronc s'incurvant en arrière. La rachialgie, d'autres fois, est accompagnée d'une surexcitation extrême du système locomoteur, exprimée par des mouvements désordonnés: les malades ne veulent pas rester dans leur lit, souvent on est forcé de les lier. Une salle renfermant de pareilles affections offre un spectacle attristant: je n'oublierai jamais l'impression douloureuse qu'ont produite sur moi les scènes bizarres et pénibles dont j'ai été témoin pendant l'épidémie de Strasbourg.

Les membres et surtout les membres inférieurs sont le siége de douleurs, de crampes, de contractions musculaires, de spasmes dont l'acuité et la violence arrachent des cris déchirants aux malades. Ces symptômes coïncident avec la rachialgie, et, comme elle, ne sont pas continus. Le moindre attouchement est perçu et produit des mouvements effrayants. Peu de désordres sont offerts par les organes de la vision, ils consistent en ophthalmies bornées aux paupières et donnant lieu à l'excrétion d'un mucus puriforme très-abondant. La pupille est ordinairement très-dilatée, on remarque quelquefois sa contraction ; ces deux phénomènes s'observent aussi simultané-ment sur le même malade, et alternent de l'un à l'autre œil. L'impression de la lumière est pénible et produit une vive douleur au fond de l'orbite, souvent les yeux sont fermés, d'autres fois le globe oculaire exécute des vibrations rapides ; le trouble de la vue est rare, et consiste, quand il existe, en hallucinations, obscurcissements, affaiblissement et diplopie. Les bourdonnements, tintements et bruissements d'oreilles de toute nature traduisent les désordres de l'appareil auditif, désordres qui passent souvent inaperçus, le malade se trouvant sous l'influence d'impressions plus vives, de sensations plus fortes et plus pénibles : ce sens est sujet aussi à des hallucinations très-variées. M. Tourdes rapporte l'observation d'un malade, jeune soldat, qui croyait entendre la voix de ses parents. Pendant la convalescence, les malades sont quelquefois sujets à une surdité analogue à celle qui suit d'ordinaire la fièvre typhoïde et quelques autres affections graves. Rien de particulier ne se fait remarquer dans les sens du goût et de l'odorat. La sensibilité de la peau est poussée à un summum d'exagération si extraordinaire, que le moindre contact, même chez les hommes sans connaissance, plongés dans le plus profond coma, détermine les plus vives douleurs. Cette exaltation se continue le plus souvent jusqu'au dernier moment.

Les traits sont altérés, tirés ; la face exprime les douleurs les plus profondes, fixe et stupide quelquefois ; elle est aussi calme ou immobile, grimaçante et agitée tour-à-tour par des contorsions convulsives, variant d'expression ; les convalescents conservent long-temps cette altération des traits, qui témoigne encore de l'acuité et de la violence des douleurs, lorsqu'elles ont disparu. Les mains se portent souvent aux parties génitales dans les périodes de coma et de délire : on cite l'exemple de deux malades qui sont morts en se masturbant d'une manière convulsive. La tête se renverse en arrière; le rachis présente une courbure prononcée dans le même sens, qui constitue un véritable opisthotonos coïncidant avec la rachialgie, et une raideur tétanique générale dont la durée comme la sienne est très-variable, non continue, disparaissant et reparaissant tour-à-tour et augmentant avec les exacerbations de la douleur. Le tronc est souvent immobile, mais son immobilité n'est pas constante; elle alterne avec une agitation convulsive, dont les efforts précipités épuisent le malade et le font retomber dans un profond collapsus. La raideur reparaît et le tronc reprend sa courbure. Ce symptôme n'est pas spécial à la forme cérébro-spinale; souvent on l'observe sans prédominance d'accidents rachidiens. L'opisthotonos n'est pas constant; il s'accompagne souvent de trismus, qui quelquefois est poussé à un si haut point, qu'il est de toute impossibilité de faire desserrer les mâchoires et d'introduire la moindre boisson dans la bouche du malade. Souvent les bras sont à demi fléchis et contracturés. Ces accidents s'accompagnent d'une grande immobilité ou d'une agitation extrême : les malades se débattent, se tordent, s'exaspèrent; ils poussent des cris affreux. Ces mouvements désordonnés et tumultueux, qui obligent à les contenir au moyen de la camisole ou de liens très-étroits, s'exécutent quelquefois au milieu du plus morne silence. Le tremblement des membres a été observé par M. Forget, qui l'a considéré comme un phénomène assez saillant pour lui faire croire au *delirium tremens*. Comment expliquer cette agitation convulsive de tout le système locomoteur pendant les périodes de coma ? M. Tourdes pense pouvoir la rapporter à l'irritation des parties de la moelle qui président à la motilité. «Une affection de toute la superficie de cet organe, dit-il, ne devait-elle pas se traduire par des convulsions, aussi bien que par des douleurs (1) ?»

A cet état d'agitation extraordinaire succède quelquefois, mais très-rarement, la paralysie ; d'après MM. Tourdes et Forget, elle constitue une exception. M. le professeur Lallemand signale aussi son existence dans l'épidémie d'Aigues-Mortes (clinique inédite) ; du reste, ce phénomène n'a jamais été primitif, il n'a paru qu'avec les symptômes secondaires, fort avant dans la maladie ; souvent même il n'a pas dépendu d'elle, mais d'une congestion accessoire qui venait la compliquer. Elle est presque toujours partielle et incomplète, ne prive point les membres de tout mouvement, et leur laisse percevoir l'impression des douleurs.

Dès le début de la maladie, avons-nous vu, les malades sont pris de vertiges qui obscurcissent les idées, donnent des hallucinations très-variables, et souvent rendent la marche impossible au point de déterminer la chute. Ces symptômes s'évanouissent sous l'influence des autres, pour reparaître avec la céphalalgie. Succédant aux vertiges et alternant avec eux, souvent alors le délire arrive, vague et n'offrant point un caractère de

---

(1) M. Gabriel Tourdes, ouvr. cit., pag. 92.

continuité : son existence est passagère ; il cesse, reparaît et alterne tour-à-tour avec la céphalalgie, le coma et les vertiges, dont il peut bien n'être qu'une expression plus intense. Un seul mot, une seule question adressée suffisent pour l'interrompre et ramener le malade à la raison, qui le quitte de nouveau aussitôt qu'on cesse de fixer l'intelligence en l'abandonnant à ellemême. Le délire se prolonge quelquefois d'une manière continue pendant plusieurs jours ; il prend le type rémittent et intermittent ; généralement nocturne, on le voit plus souvent dans la soirée que pendant le jour, tour-à-tour triste ou gai, furieux ou taciturne ; il se traduit par des gémissements, des pleurs, des chants, des vociférations, des plaintes incohérentes, des scènes de colère sans motif, des cris et des gestes désordonnés, des paroles brèves, saccadées, sans suite, lentes ou très-rapides : expression des idées les plus opposées, les plus drôles. Chez quelques malades, le délire constitue le symptôme principal : le trouble de l'intelligence est poussé si loin, que les malades après leur guérison n'ont nul souvenir de leur position, sont surpris de ce qu'on leur dit à cet égard, et ont oublié, s'ils en ont eu conscience, les douleurs les plus vives, occasionnées par les applications des remèdes violents que nécessitait leur état. Cette absence complète de mémoire n'est pas rare, au dire du professeur Tourdes, même chez des hommes dont l'état au début était loin de faire soupçonner une aussi grave lésion de l'intelligence.

Parfois le sommeil est calme ; il est très-agité d'autres fois, et il n'est pas rare alors de voir s'accroître les douleurs et le délire : il manque souvent complètement. La connaissance est entièrement perdue dans la majeure partie des cas, et cet état dure jusqu'à la mort, si celle-ci est prompte. Il précède et suit alternativement le coma, qui quelquefois devient très-profond, disparaît pendant un certain nombre de jours pour faire place à l'intelligence. Si la maladie se prolonge, il n'est pas rare de voir reparaître le coma plus profond que jamais, souvent il n'abandonne le malade qu'avec la vie. Lorsque ces symptômes existent après les alternatives de coma, le facies des malades est caractérisé par une expression d'immobilité, hébétée et stupide, analogue à l'état typhoïde ; ils délirent vaguement et plus ou moins selon l'altération plus ou moins grande, la suppression plus ou moins complète des facultés intellectuelles.

Nous avons signalé dans les prodrômes les nausées ; elles se changent en vomissements dès le début de la maladie : vomissements de matières verdâtres, contenant quelquefois des lombrics ; à Versailles, surtout, cet accident fut noté par M. Faure-Villar. Non continus, les vomissements se reproduisent avec les exacerbations de la douleur, et accompagnent indistinctement tous les symptômes. On pense généralement que ces accidents, si communs dans toutes les affections de l'encéphale, ne doivent être considérés que comme sympathiques de ces affections. Naturelle dès le début, insensiblement la langue blanchit, jaunit légèrement et se sèche un peu ; elle rougit rarement, mais parfois pourtant elle devient sèche, fuligineuse, âpre, et se recouvre ainsi que les dents d'un enduit jaune noirâtre.

Vers la fin de la maladie, on observe quelquefois des parotides, des pétéchies ; le malade est pris de diarrhée, de météorisme : ces accidents pourtant sont exceptionnels.

Nul au début, l'appétit reparaît dès la disparition des symptômes graves ; imaginaire fréquemment, il est d'autres fois impérieux au point que les malades par besoin cherchent à se procurer des aliments ; la nutrition s'opère mal et les forces ne se réparent point, bien que les digestions soient faciles. Au début, la soif n'est pas prononcée ; elle ne se déclare ardente que lorsque, la maladie se continuant, la fièvre s'allume. La constipation existe aussi ; elle est remplacée bientôt par la diarrhée ou des selles naturelles : elle cède facilement aux moyens qu'on emploie pour la combattre. De tous les symptômes gastriques, la diarrhée est le plus constant, ce qui a fait croire à leur présence indispensable. Les selles qu'elle occasionne sont liquides, verdâtres, jaunâtres, et renferment quelquefois des lombrics ; elle est tenace et nécessite de la persévérance dans le traitement, car elle contribue puissamment à affaiblir le malade. M. Forget (1) observe qu'à la fin de la maladie, on voit quelquefois du météorisme, de la tension, de la matité à l'abdomen, et un gargouillement prononcé à la fosse iliaque droite.

Le traitement débilitant employé dès le début, les douleurs, le trouble du système encéphalo-rachidien, l'altération de la nutrition, amènent rapidement un amaigrissement considérable, et le malade est en proie à un état de débilité très-voisin du marasme dont il est le prélude. On a cru d'abord que l'apparition de ces

(1) Ouvr. cit., pag. 23.

symptômes influait d'une manière salutaire sur la maladie, en diminuant le danger : un peu de réflexion suffit pour faire voir que cette apparition est totalement indépendante d'elle, et qu'arrivant d'ordinaire le 5e ou le 6e jour après l'invasion, les symptômes gastriques coïncident avec la rémission de tous les autres symptômes, si la maladie ne doit pas entraîner une mort prochaine. Toujours secondaires, et ne pouvant en aucun cas être considérés comme primitifs, ces phénomènes doivent être regardés comme une complication qu'il faut combattre, comme un accident survenu dans le cours de la maladie à laquelle il est étranger.

Suivant les époques de la maladie, la circulation est excessivement variable et d'une manière quelquefois rapide ; mais un fait extraordinaire, qu'on conçoit difficilement, auquel on ne voudrait pas ajouter foi si l'on n'avait été le témoin de son existence, c'est qu'au milieu des accidents graves signalés plus haut, le pouls, au début, semble étranger à ce qui se passe ; calme, normal, il conserve son rhythme et sa force, plus tard il devient lent, faible, irrégulier parfois, et descend jusqu'à 50 et 48 pulsations. Cette lenteur, qu'on a voulu faire servir à spécifier la méningite épidémique, constitue une exception et est très-rarement observée ; on la rencontre du reste quelquefois dans la même affection sporadique. Le ralentissement du pouls n'est pas durable, la circulation s'accélère, le pouls devient fréquent, plein, développé dès le 3e ou 4e jour, il présente les modifications les plus opposées, il est contracté, faible, inégal, dur ou petit ; sa fréquence varie d'une manière instantanée, sans qu'on puisse accuser l'émotion du malade. Ainsi, nous avons compté successivement avec M. Tourdes 80, 84, 100, 78 et 84 pulsations. Les divers états de la circulation correspondent à des degrés différents de gravité dans la maladie.

La face est généralement rouge, injectée au début; elle pâlit sensiblement quand la maladie se prolonge; mais cet état doit être attribué surtout à l'influence des saignées nombreuses qui ont fait cesser l'injection. La pâleur est alors constante, et la rougeur ne reparaît que par intervalles sur les pommettes, lorsque la fièvre s'allume. Long-temps encore, pendant la convalescence, la pâleur persiste. Aux derniers moments, si le malade succombe, on observe quelquefois la cyanose. L'épistaxis accompagnant la méningite a été noté, mais comme un phénomène de très-peu d'importance. M. Tourdes cite pourtant un cas, dont nous avons été témoin, où une hémorrhagie nasale abondante et répétée fut suivie d'un heureux résultat.

L'accélération du pouls n'est pas accompagnée de fièvre aux premiers jours; la peau conserve sa température normale, quelquefois même elle est froide, il en est toujours ainsi lorsque la mort suit de près l'invasion; mais si la maladie prolonge son cours, la peau devient chaude, sèche; la circulation s'accélère de nouveau, le pouls acquiert de la fréquence, il est plein; en un mot, la fièvre s'allume. Quoique continue, elle a fréquemment offert des exacerbations et des rémissions, ce qui a fait croire à des accès intermittents et administrer le sulfate de quinine. Avec les exacerbations fébriles reparaissent toujours les symptômes graves. La respiration, quelquefois normale, est d'autres fois plaintive, suspirieuse, accélérée, entrecoupée et sensiblement gênée; cependant l'auscultation et la percussion ne révèlent généralement aucun désordre dans ses organes.

Avec les exacerbations ou les rémissions de la fièvre, la sueur augmente ou diminue : ce fait n'a rien qui puisse paraître extraordinaire.

On remarque chez beaucoup de malades, et ceci a été surtout noté à Strasbourg par MM. Tourdes et Forget, une éruption vésiculeuse herpétique du genre *zona*, appelée *herpes labialis*, formée de petites grappes isolées de vésicules blanches, imbriquées les unes sur les autres, présentant par leur agglomération un sommet acuminé. Elles sont entourées d'une auréole rosée; leur siége d'élection est d'ordinaire le pourtour des lèvres. Très-rares quelquefois, ces groupes de vésicules s'étendent très-nombreux chez quelques individus jusques au cuir chevelu, envahissent la tête, chez d'autres la poitrine, l'abdomen; tout-à-fait éphémères, développées presque instantanément du jour au lendemain, les vésicules remplies d'un liquide séreux, limpide, incolore, se dessèchent, se flétrissent en quatre ou cinq jours et sont remplacées par des croûtes jaunes, noirâtres, qui sont très-long-temps à tomber. Après leur chute, nous avons noté une fois avec M. Tourdes l'existence d'ulcérations qui furent très-longues à cicatriser.

Sur l'abdomen et le thorax, on a remarqué quelquefois, et principalement à Versailles, des taches rosées lenticulaires et des pétéchies; on s'accorde généralement à dire que les pétéchies doivent être considérées comme un fâcheux symptôme.

L'excrétion des urines est facile en toutes circonstances (1); elles sont abondantes, pâles et limpides au début; dès le 2e septénaire, elles se chargent d'un sédiment jaune-pâle très-abondant, qui se dépose très-promptement. Avec les nausées et les vomissements, il n'est pas rare de voir les urines s'écouler involontairement chez quelques malades; il en est même chez lesquels les excréments sont expulsés de l'intestin sans qu'ils s'en aperçoivent.

VIII. Marche. — Nous avons déjà vu plus haut que l'invasion de la méningite épidémique avait lieu de deux manières, avec ou sans prodrômes; que cependant l'invasion brusque n'était pas aussi fréquente. La marche de la maladie est très-variable; les symptômes observés alternent, enchevêtrent les uns sur les autres, se succèdent, se précèdent alternativement avec si peu d'ordre et de précision, avec une irrégularité si grande et une variété qui est presque une pour chacun des cas, que leur tableau d'ensemble devient très-difficile à tracer, et qu'on ne peut en avoir une idée bien nette et bien exacte qu'en lisant un certain nombre d'observations recueillies. Cependant généralement on observe des frissons passagers qui parcourent les membres et le dos, une vive céphalalgie variant par son intensité, son siége et sa nature, des vertiges, des nausées, un léger trouble des facultés intellectuelles. Cet état, avons-nous dit déjà, constitue les prodrômes de la maladie, qui, très-légère pour quelques-uns, se borne là; chez d'autres elle se continue, la douleur s'étend à la nuque, au

(1) M. Forget (ouvrage cité) mentionne quelques cas où, la vessie ne fonctionnant pas, le cathétérisme devenait nécessaire. Nous n'avons jamais eu à signaler ce fait.

cou, gagne le rachis, les membres sont douloureux, les idées s'égarent, aux vertiges succède un trouble beaucoup plus profond de l'intellect, la connaissance se perd complètement, une agitation convulsive tourmente le malade, la tête se renverse en arrière, le tronc s'incurve, devient raide, la face exprime la douleur, les mâchoires sont étroitement serrées, le pouls est lent ou fréquent, la peau normale. Cet état dure de trois à cinq jours, après lesquels on voit paraître l'*herpes labialis*, les pétéchies, les taches rosées lenticulaires, les épistaxis, l'abondance et le sédiment des urines. Pendant tout ce temps, d'habitude la constipation persiste, la connaissance reparaît, une rémission sensible s'opère, une amélioration évidente laisse espérer de sauver les jours du malade. Cet espoir est souvent de très-courte durée; car les symptômes cérébraux et rachidiens reparaissent avec toute leur acuité, toute leur violence; la fièvre s'allume accompagnée des phénomènes gastriques, qui ont dès-lors une influence marquée. La langue rougit, jaunit et sèche; la diarrhée survient, par son action les forces s'épuisent; les symptômes nerveux conservent leur violence jusqu'à la fin, quelquefois ils se calment et persistent dans cet état, d'autres fois leur existence est entrecoupée d'exacerbations et de rémissions; le malade s'affaiblit sensiblement, il maigrit, tombe dans le marasme et meurt dans une agonie tranquille; ou bien les accidents diminuent lentement et progressivement d'intensité. Petit à petit la convalescence se déclare, lente, pénible, entrecoupée d'accidents imprévus qui inspirent constamment des craintes; enfin, après un long temps d'incertitudes, de doutes et d'inquiétudes, la convalescence s'affermit et le rétablissement est complet. D'après cela, on peut diviser la marche de la méningite en trois périodes distinctes :

Période d'invasion. — Caractérisée par un trouble quelquefois léger, d'autres fois profond, souvent même par un anéantissement complet des fonctions des organes de la vie de relation, sans fièvre et sans autres phénomènes gastriques que des nausées ou des vomissements. Cette période suffit pour déterminer la mort. Parfois, au contraire, la santé reparaît, et généralement alors la convalescence est courte et franche. La durée est de 3 à 5 jours.

Période de réaction. — Caractérisée principalement par la présence de l'éruption vésiculeuse, des pétéchies, des taches rosées, des parotides, du sédiment dans les urines, une amélioration sensible dans l'état du malade, presque toujours immédiatement suivie de la réapparition des symptômes cérébraux et rachidiens, du coma, de la fièvre, des symptômes gastriques, vomissements, diarrhée, douleurs abdominales, météorisme. Sa durée varie entre 15, 18 et 26 jours.

Période de terminaison. — Caractérisée par un affaiblissement notable, une maigreur sensible qui viennent compliquer le trouble profond du système nerveux, la gravité des symptômes gastriques qui augmentent d'intensité, la fièvre hectique et le marasme; d'autres fois, par un amendement insensiblement progressif de tous les symptômes qui ramène lentement le malade à la santé, après un temps toujours très-long, mais indéterminé. La durée de cette période varie de 18 à 20 jours à 2 mois et 2 mois et demi.

La marche de cette affection est continue, quoique entrecoupée d'exacerbations et de rémissions. Ces états n'ont jamais été accompagnés des signes caractéristiques de l'intermittence, et les anti-périodiques ont été d'un effet nul.

De tous les phénomènes qui accompagnent la maladie, tels que les vomissements, la diarrhée, les parotides, les épistaxis, l'abondance du sédiment dans les urines, nul ne paraît avoir une influence directe salutaire sur sa marche. L'*herpes labialis* seul pourrait être considéré comme accident critique, car il a déterminé une amélioration sensible dans l'état des malades. Au rapport de M. Tourdes, tous ceux chez lesquels l'éruption était très-étendue ont été sauvés; on perdait, au contraire, ceux chez lesquels elle n'apparaissait que tard ou d'une manière légère.

On peut regarder comme favorable sa présence en abondance dès le 4e ou 6e jour : sans interrompre comme une crise véritable le cours de la maladie d'une manière brusque, elle paraît opérer un amendement sensible, une rémission bien marquée dans l'intensité et l'acuité des symptômes, même dans les cas suivis de mort.

IX. Durée. — On peut dire, d'une manière générale, que la durée de la méningite épidémique est plus courte dans les cas mortels que dans les cas heureux; elle est de quelques heures à quelques jours; du 2e au 15e pour les premiers, quelques malades succombent du 50e au 102e; pour les seconds, elle est très-longue généralement. Très-courte pour quelques rares exceptions, 5 à 6 jours, 37 jours pour le plus grand nombre, 50 pour d'autres, quelquefois la convalescence se prolonge au-delà de 3 ou 4 mois ; la moyenne générale, d'après les observations, est de 24 jours. Lorsque la maladie se prolonge, la mort a lieu très-souvent par suite des complications. En somme, la marche de la méningite est caractérisée par la promptitude de la mort et la lenteur de la guérison.

X. Terminaisons. — Le plus ordinairement cette affection se termine par la mort, qui a souvent lieu à la première période, sous l'influence de la congestion cérébrale ou cérébro-rachidienne succédant à l'invasion ; quelquefois plus tard, après l'établissement de la deuxième période, et alors sous l'influence du travail inflammatoire qui donne naissance à la suppuration, et au milieu des accidents les plus graves qu'elle occasionne : le coma profond, l'abolition complète des fonctions des centres nerveux, l'exaltation de la sensibilité. Quelquefois, le malade résistant aux symptômes, ils persistent diminuant d'intensité et offrant, comme nous avons déjà vu, des périodes de recrudescence et de rémission. La faiblesse et l'amaigrissement arrivent et préparent la mort, qui a lieu alors par une syncope dans le marasme et l'affaiblissement le plus complet, sous l'influence de la fièvre hectique et de l'altération des fonctions de la nutrition. On la voit aussi se terminer par l'apoplexie, une fièvre intermittente ou des lésions gastro-intestinales, tous les symptômes de méningite complètement disparus, par la guérison (après la première période en 2, 3, 7 ou 8 jours). Le plus souvent la santé n'arrive qu'après une convalescence lente, pénible, entrecoupée d'accidents variés qui retracent les prodrômes : céphalalgie, délire, hallucinations par intervalles, surdité, altération de la vue, de l'ouïe, paralysie incomplète, fréquence du pouls, appétit, la nutrition s'opérant mal, diarrhée, faiblesse diminuant très-lentement. Parfois, sous l'influence d'une autre affection, les symptômes s'amendent après quelques jours : on signale la pneumonie, l'arthrite; les malades guérissent généralement sans infirmité consécutive, pourtant on observe quelquefois une paralysie incomplète, une amaurose, la surdité, qui persistent plus ou moins long-temps. On ne trouve nulle part des exemples de rechute ou de récidive, cependant la récidive a eu lieu une fois à ma connaissance : nous reçûmes à l'hôpital de Strasbourg un soldat du 7e régiment de dragons, nommé Lacan, atteint de méningite bien caractérisée, il sortit guéri en janvier ou février 1841; plus tard en 1842 et le 4 février, il est atteint de nouveau et meurt le 5. Son observation est rapportée tout au long par le chirurgien-major de son régiment, dans la *Gazette médicale de Montpellier* (1).

XI. COMPLICATIONS. — Rarement les affections qui ont une certaine durée et une grande intensité sont simples; presque toujours elles s'accompagnent d'accidents insolites, indépendants de la maladie première, mais dont le développement est facilité par l'état dans lequel elles mettent l'organisme. Il est souvent difficile de déterminer si ces accidents constituent une complication, ou s'ils sont un des éléments essentiels de la maladie. Comme toutes les autres affections graves, la méningite épidémique est rarement exempte de ces acci-

(1) Gaz. méd. de Montpellier, 2e année, no 12, p. 3.

dents dont la nature est douteuse : tels sont les nausées, les vomissements et les symptômes digestifs observés dès le début. Quant à ceux-là, il est difficile d'établir s'ils forment une complication, ou s'ils sont liés à la maladie première; tout porte à croire qu'ils sont sympathiques. Il n'en est pas de même des accidents gastro-intestinaux, vomissements, diarrhée, que nous voyons fréquemment se développer dans une période plus avancée, et qui souvent peuvent déterminer la mort par eux-mêmes, indépendamment et après la disparition complète des symptômes de méningite. La méningite se complique donc quelquefois, sinon souvent, d'entérite. On signale encore comme complications, mais plus rares, la pleurésie, la pneumonie, l'apoplexie pulmonaire, le rhumatisme articulaire: cette dernière, du reste, a été observée par MM. Andral et Forget comme familière à la méningite sporadique.

De toutes les complications qui accompagnent la méningite, les plus graves, celles sur lesquelles doit plus particulièrement se porter l'attention, sont sans contredit celles qui ont les voies digestives pour siége ; elles réclament des soins particuliers, assidus, spéciaux; car, à elles seules, elles peuvent déterminer la mort, même après la guérison de la méningite. A peu d'exceptions près, sauf quelques cas particuliers, les autres sont de peu d'importance.

XII. Divisions et formes. — D'après les variétés générales offertes par les symptômes qui envahissent le cerveau ou la totalité de l'axe cérébro-spinal, on peut établir deux divisions générales autour desquelles viendront se grouper toutes les formes variées dont l'affection est susceptible, *méningite cérébrale*, caractérisée par des symptômes cérébraux, par un trouble plus ou moins profond des facultés cérébrales. D'avance, nous pouvons dire qu'elle n'est telle qu'au début, que la mort est prompte ou la guérison rapide; que si la maladie se continue, le trouble envahit la totalité de l'axe cérébro-spinal: elle prend alors le nom de *méningite cérébro-spinale*. Quelquefois même il arrive que, dès le début, elle affecte cette variété. On n'a point observé de forme *spinale* pure; le pronostic de la méningite cérébro-spinale est plus grave que celui de la méningite cérébrale. La mortalité pour la première est de 76 pour 100; elle n'est que de 14 pour la deuxième (1).

Malgré son individualité bien caractéristique; malgré l'identité constante de son siége, dont les symptômes ont déjà pu nous donner une idée qui se fortifiera par l'étude des lésions anatomo-pathologiques; malgré son unité de nature, que nous essaierons plus loin de démontrer à l'aide de ces mêmes preuves, la méningite est susceptible d'offrir des différences de forme sensibles; elles sont caractérisées, et par sa gravité, et par sa durée, et par son siége de prédilection, par ses symptômes, selon la prédominance bien marquée de tel ou tel. Assez nombreuses, ces formes constituent des nuances tout-à-fait symptomatiques, dont les plus saillantes sont pour LA VARIÉTÉ CÉRÉBRALE d'abord.

1° MÉNINGITE CÉRÉBRALE *céphalalgique*. Malgré que l'invasion soit la même, la céphalalgie prédomine sur les autres symptômes. La guérison est tantôt très-rapide,

(1) M. le professeur Tourdes, ouvr. cit.

tantôt très-lente, bien qu'au principe l'affection se montre, eu égard aux autres formes, avec un caractère de bénignité.

2° *Céphalalgique délirante.* Ici, la céphalalgie et le délire ont tour-à-tour prédominé.

3° *Délirante.* Caractérisée par la persistance et la violence du délire, qui constitue le phénomène principal.

4° *Comateuse.* Caractérisée par un coma très-profond, toujours de longue durée, quoique succédant et alternant avec les autres phénomènes. Cette forme a encore été appelée *apoplectique* par M. Forget; elle a été fréquente à Aigues-Mortes.

Plus nombreuses pour LA VARIÉTÉ CÉRÉBRO-SPINALE, et pour la seule raison peut-être de sa plus grande fréquence et de sa durée, d'ordinaire plus longue, ces formes sont :

1° MÉNINGITE CÉRÉBRO-SPINALE *paralytique.* Caractérisée par une paralysie incomplète, succédant aux symptômes ordinaires, persistant ou non après la guérison.

2° *Hectique.* Caractérisée par la longueur de la maladie, la diminution d'intensité des symptômes qui ne varient point et persistent jusqu'à la fin, la faiblesse, l'amaigrissement, la diarrhée, le marasme, une convalescence pénible, ou la mort dans une agonie tranquille.

3° *Douloureuse.* Dont les caractères principaux sont : une agitation extraordinaire; des mouvements désordonnés, irréguliers, vifs ou lents; des plaintes; des cris aigus, déchirants; expression des douleurs éprouvées et traduites par des termes énergiques, des expressions originales, qui donnent une juste idée de leur intensité. C'est ici que l'on remarque cette exaltation extraordinaire de la sensibilité cutanée : toute la surface du corps est en proie à la douleur ; le moindre attouchement, le frôlement le plus léger arrachent des cris effrayants au malade.

4° *Typhoïde*. Même invasion, symptômes identiques jusqu'à la deuxième période ; et alors apparition des symptômes gastriques : épistaxis, fréquence du pouls, stupeur, hébétement, délire vague, taches rosées lenticulaires, pétéchies abdominales, développement des parotides. En d'autres temps, l'erreur serait facile ; elle a été commise, au dire de M. Forget. Il était difficile, au commencement, de ne pas donner le nom de *fièvre typhoïde* à cette forme de la méningite, malgré la différence de l'invasion et des symptômes primordiaux, et alors que l'autopsie n'avait pas révélé les lésions qui ne permettent plus de les confondre.

5° *Inflammatoire*. Caractérisée par une violente réaction succédant à la période d'invasion ; exaltation extraordinaire des sens ; symptômes violents, intenses ; douleurs vives, fièvre active, délire, opisthotonos, trismus.

6° *Comateuse-convulsive* ou *choréique*. Au coma profond qui caractérise la forme cérébrale comateuse, vient se joindre le symptôme fondamental de la forme douloureuse : l'agitation extraordinaire de tout le corps, les mouvements les plus désordonnés, les plus variés, les plus brusques. Mais ici, pas de cris, pas de plaintes ; au milieu de la léthargie, du coma le plus profond, qui persistent et constituent un caractère saillant et distinctif, s'exécutent des mouvements si violents, qu'on est obligé de contenir le malade. Ici, c'est la face qui exprime muettement les douleurs par des contractions horriblement grimaçantes; l'intelligence est abolie, la sensibilité cutanée est à son summum d'exagération, et, comme dans la forme douloureuse, persiste à ce haut degré malgré ce profond état comateux; la température de la peau et la circulation sont normales; un affaissement sensible, un calme complet, d'un triste présage, succèdent à cette agitation, à ces mouvements tumultueux, et la mort ne tarde pas à arriver. Cette forme a une durée très-courte, et offre peu d'exemples de guérison.

7° *Foudroyante*. Caractérisée par la rapidité de sa marche, son invasion brusque, ses symptômes au plus haut degré d'intensité et l'absence de réaction; frappant le malade au milieu de la santé, elle l'enlève en deux ou trois jours, en quelques heures même.

D'après les résultats nécroscopiques que nous avons été à même de recueillir pendant l'épidémie de Strasbourg, résultats presque toujours constants, il nous paraît impossible de ne pas admettre une période antérieure à l'invasion appelée fondroyante et que nous appellerons *période d'incubation*, qui passe inaperçue, qui produit son effet sans que l'on puisse lui opposer une médication puisque sa marche est latente. Comment concevoir, en effet, la production instantanée, en deux ou trois heures, de couches puriformes ou plutôt purulentes, sans un travail inflammatoire spécifique antérieur? Ne vaut-il pas mieux admettre une cause antérieure agissant clandestinement, d'une manière latente, que d'admettre un effet sans cause préalable ? Pour nous, nous préférons, pour les cas surtout où l'autopsie nous fait voir les produits si abondants de l'inflammation, reconnaître une période d'incubation passant inaperçue, et dont le malade n'a pas ou presque pas conscience. Nous établirons donc, d'après cette manière de voir, que, pour quelques cas, l'invasion est précédée d'une période d'incubation plus ou moins longue, selon la plus ou moins grande aptitude du sujet à être impressionné par les agents épidémiques.

XIII. Lésions anatomo-pathologiques. — Rigidité cadavérique, ordinairement très-marquée ; contraction des muscles de la face ; maigreur remarquable, pour peu que la maladie ait duré.

Crâne. Les téguments n'offrent rien de particulier.

Dure-mère. Etat normal ; sinus souvent gorgés d'une quantité de sang plus grande que d'habitude et cailleboté.

Arachnoïde. Feuillet pariétal ou en rapport avec la dure-mère, toujours exempt de lésion ; feuillet viscéral ou en rapport avec la pie-mère, n'offrant aucune trace de lésion, même quand sa grande cavité renferme du liquide ; il repose souvent sur un épanchement purulent, et n'est point adhérent à la fausse membrane qu'il recouvre ; on l'en détache très-facilement, il suffit pour cela d'insuffler un peu d'air au moyen d'un chalumeau. L'arachnoïde s'isole alors, malgré son contact intime avec le pus, quelle que soit son abondance. Généralement saine et n'offrant rarement encore que des lésions de texture, elle est quelquefois blanchâtre, opaque, sèche ; sa grande cavité renferme d'autres fois une petite quantité de sérosité dans laquelle surnagent de petits flocons purulents.

La *pie-mère*, siége constant et pour ainsi dire exclusif de l'altération caractéristique, quels que soient et sa nature et son aspect, d'une teinte rosée assez vive, offre constamment un état d'injection plus ou moins prononcé, soit aux parties latérales du cerveau, soit à la base de l'encéphale, tant à la surface que plus profondément dans les anfractuosités des circonvolutions. Les vaisseaux les plus fins, les plus déliés, sont distendus, les grosses veines sont remplies de caillots denses, presque analogues à ceux que plus tard nous verrons dans le cœur; cette membrane d'autres fois est très-pâle. A ces divers états de la pie-mère se joint presque toujours une sécrétion fournissant un liquide séreux, lactescent, épaissi par des caillots albumineux, blancs, jaunâtres, mêlés de stries rougeâtres, plus abondant au niveau du *calamus scriptorius* où il soulève le feuillet arachnoïdien; quelquefois c'est un liquide plus épais, vert, jaunâtre, diffluent ou crêmeux, du pus lié et épaissi, une matière blanche, consistante, d'un aspect albumineux, concrétée, tantôt tremblotante et transparente comme la gelée. Le plus souvent la matière sécrétée offre l'aspect d'un pus véritable, verdâtre, jaunâtre, opaque, de consistance liquide, crêmeuse, butyreuse ou grumeleuse, sous forme de fausses membranes de 3 à 6 millimètres d'épaisseur. Distribuée d'ordinaire par plaques plus ou moins grandes à la périphérie du cerveau, cette matière s'étend principalement sous forme de rubans jaunâtres le long du trajet des gros vaisseaux, s'amasse en quantité plus grande autour des circonvolutions pour pénétrer dans leurs anfractuosités. Toute la surface du cerveau en est quelquefois recouverte. Le pus séjournant sur la pie-mère, il n'est pas rare qu'il pénètre le réseau vasculaire qui constitue cette membrane. Dans tous les cas, elle est infiltrée d'un liquide séro-purulent ; toutes les régions du cerveau sont indistinctement recouvertes par les produits sécrétés : le sommet, la base, les parties latérales, l'entrecroisement des nerfs optiques, l'origine des nerfs olfactifs, la protubérance annulaire ; souvent la périphérie du cerveau en est exempte et le cervelet en est couvert. Dans les ventricules cérébraux on trouve du pus lié, vert, jaunâtre, en tout point analogue à celui des phlegmons. Pendant l'épidémie de Strasbourg nous en trouvions souvent et en quantité évaluable par deux cuillerées (30 grammes environ) ; nous en avons trouvé 26 fois sur 43 : M. Forget n'en a trouvé que 2 fois, M. Chauffard d'Avignon en a souvent constaté la présence, ainsi que M. Faure-Villar de Versailles.

Une sérosité lactescente, abondante, remplace quelquefois le pus crêmeux ; souvent mêlée de flocons albumineux, elle est parfois aussi claire et limpide malgré la formation de la fausse membrane extérieure. Les plexus choroïdes participent généralement de l'état de la pie-mère ; les nerfs, d'ordinaire recouverts de pus à leur origine, disséqués avec soin, ne laissent apercevoir aucune trace de désordre ; parfois le névrilème a une teinte légèrement rosée. Quand la mort a été prompte, il n'existe quelquefois qu'une injection de la pie-mère ; cependant, même dans ces cas, on trouve souvent du pus en plus ou moins grande quantité.

La *substance cérébrale*, coupée par tranches, offre l'aspect sablé ou pointillé, cet état constitue la lésion la plus fréquente; elle est quelquefois ou plus ramollie ou plus consistante que d'habitude. M. Forget (1) explique son ramollissement par l'effet mécanique d'attrition que produit la distension des ventricules par la sérosité floconneuse ou le pus dont ils sont gorgés : état du reste coïncidant toujours, dit-il, avec le ramollissement diffluent qui se fait mieux apprécier au *septum lucidum*, à la voûte à trois piliers et aux parois ventriculaires; il appuie ce fait d'une observation. On ne peut pas toujours admettre une action attritive mécanique, ou un simple effet de macération; car souvent cet état de ramollissement n'existe point lorsque les ventricules sont gorgés de pus ou de liquide séro-purulent, et est constaté au contraire lorsque le liquide n'existe pas ou existe en quantité minime; opinion soutenue par M. Tourdes (2) qui peut l'appuyer de plusieurs observations, puisque 26 fois sur 43 nous avons trouvé soit du pus, soit du liquide séro-purulent dans les ventricules, que 5 fois seulement nous avons constaté le ramollissement cérébral, et que 2 fois il ne coïncidait point avec la présence du pus ou du liquide dans les ventricules. Le tissu de la protubérance annulaire, du cervelet, de la moelle allongée et de l'origine des différents nerfs, n'offre d'ordinaire aucune altération.

Rachis. Les enveloppes de la moelle sont dans le même état que celles du cerveau. La membrane vascu-

---

(1) Ouvr. cit., pag. 51 et 56, observ. XV.

(2) Ouvr. cit., pag. 150.

laire rachidienne recouvrant la moelle est injectée, infiltrée de sérosité trouble, lactescente, dans laquelle surnagent des flocons albumineux. Ce liquide est quelquefois très-abondant et baigne la moelle; parfois comme au cerveau c'est du pus bien formé, une fausse membrane épaisse qui la recouvre par parties ou en totalité, située le plus souvent le long des veines flexueuses de la partie postérieure du rachis; rarement on trouve la fausse membrane à la région cervicale; commençant d'ordinaire à la région dorsale, son siége de prédilection est à la région lombaire. Les nerfs de la queue de cheval baignent souvent dans des flocons purulents; jamais les lésions du rachis n'ont été trouvées seules, la pie-mère rachidienne est toujours injectée.

La *substance médullaire*, presque toujours saine, présente quelquefois des ramollissements, qui doivent être considérés plutôt comme des attritions produites par les efforts exécutés pour la mettre à nu, que comme des altérations morbides.

Thorax. Organes de la respiration, *trachée-artère*, *grandes* et *petites bronches*, muqueuse souvent rouge, gorgées d'écume blanche, à grosses bulles, abondante; *plèvres* et *poumons* généralement sains; parenchyme pulmonaire, souvent d'un rouge brunâtre, renfermant une grande quantité de sang noir.

Cœur. Parenchyme presque toujours sain sauf quelques cas exceptionnels, où l'on a trouvé des lésions indépendantes de l'affection des méninges, telles qu'une péricardite aiguë, une concrétion cartilaginiforme d'une valvule aortique, une hypertrophie, etc. Cavités toujours pleines de sang presque constamment caillé;

caillots très-denses, consistants, gélatineux, polypiformes, composés de plusieurs couches adhérentes, de couleur et d'épaisseur différentes, variant du blanc jaunâtre à un jaune plus foncé, recouverts extérieurement d'une couche mince, transparente, facile à détacher et ressemblant à une membrane séreuse. Dans leur intérieur on remarque des stries rosées, à directions variées, anastomosées les unes aux autres et imitant les lacis nombreux des vaisseaux sanguinifères. Semblables en tout point à des caillots organisés, ils remplissent les cavités ventriculaires et auriculaires, pénètrent parmi les entrecroisements des colonnes charnues, adhèrent à l'endocarde et prolongent leurs ramifications polypeuses assez loin dans le tronc des gros vaisseaux, d'où on peut les retirer par des tractions. La dissection permet de retrouver leurs prolongements qu'on peut poursuivre fort loin.

Abdomen, estomac. Arborisations légères et rougeurs sans importance sur la muqueuse, si la mort a été prompte; léger amincissement et ramollissement de la muqueuse, si la vie s'est prolongée jusqu'à une période plus avancée et lorsque des vomissements opiniâtres ou un état fuligineux de la bouche ont précédé la mort. On a trouvé quelquefois des altérations plus graves, mais elles résultaient le plus souvent de l'ingestion de médicaments actifs, tels que le tartre stibié, l'huile de croton-tiglium, etc.

Tube intestinal. Il n'offre pas souvent la moindre trace de lésion ; quelquefois une simple injection, des arborisations sur la muqueuse, le développement des follicules agminés, celui des follicules isolés (gale intestinale, psorenterie de quelques auteurs) ; vers la valvule iléo-cœcale quelquefois pointillé noir (barbe fraîchement faite), quelques plaques elliptiques vers le même point, au nombre de quatre ou cinq, à peine apparentes, presque jamais dures, gaufrées, ulcérées ou gangrenées. Quand on les rencontre, on les attribue à des entérites chroniques qui ont succédé à la méningite. On trouve souvent des invaginations : j'en ai compté jusqu'à trois de 5 à 6 pouces de long sur le même sujet. Souvent le tube intestinal contient des lombrics. Malgré toutes les probabilités qu'il y ait à penser que cet état du tube doive être particulier à la forme typhoïde, les résultats, fournis par l'expérience et des nécropsies malheureusement trop nombreuses, prouvent qu'il est commun à toutes les formes de la méningite et plus ou moins prononcé.

Foie, reins et rate. Rien de particulier (1).

Vessie. Muqueuse vésicale souvent rosée et présentant quelques arborisations.

XIV. Rapport des lésions aux symptômes. — La multiplicité des symptômes nerveux ne paraît pas être en rapport direct avec l'altération matérielle, toujours une, que l'autopsie nous révèle, ni leur acuité et leur intensité dépendre d'une altération de la totalité des organes de la masse encéphalo-rachidienne. C'est toujours la pie-mère qui est plus ou moins enflammée. On attribue le délire, les contractions spasmodiques, le coma,

(1) En 1840, à l'hôpital de Douera (Algérie), nous avons trouvé un seul rein placé en travers sur la colonne vertébrale, d'un volume double, et ayant deux bassinets et deux uretères, dont l'un paraissait atrophié.

la raideur tétanique, les phénomènes épileptiformes et les diverses altérations du sentiment et du mouvement, aux lésions matérielles des membranes qui enveloppent le cerveau ou à sa propre altération. Mais est-il possible de dire que tel ou tel symptôme dépende de telle ou telle altération spéciale? N'aurions-nous pas ici la preuve du contraire ? C'est toujours la pie-mère qui nous a présenté un état inflammatoire; et l'ensemble des symptômes aurait pu faire soupçonner d'autres lésions, car la méningite cérébro-spinale épidémique a offert un groupe de phénomènes nerveux si variés, que chacun isolément aurait pu être attribué à une affection isolée et distincte.

L'autopsie constamment nous fait voir une altération de la pie-mère. Comment attribuer à cette lésion le trouble profond et varié de toutes les fonctions des organes de la vie de relation dont nous avons été témoin ? L'influence du voisinage de cette membrane enflammée doit nécessairement affecter le cerveau. Les fonctions des organes encéphaliques peuvent être troublées, sans qu'à l'autopsie on trouve la moindre trace, du moins appréciable, de lésion capable d'expliquer l'existence de ce trouble. Cette perturbation coincide quelquefois et indistinctement avec une altération isolée de chacune des trois membranes, ou commune à elles trois, sans la moindre lésion de la substance cérébrale; avec une altération isolée du cerveau; souvent même l'autopsie, après une mort qu'on avait de la peine à s'expliquer, a fait voir des altérations profondes des organes encéphaliques, qui, pendant la vie, n'avaient été traduites par le moindre désordre, du moins sensible, des fonctions du système nerveux.

En ouvrant le *Traité d'anatomie pathologique* de M. le professeur Ribes, nous y voyons qu'on peut admettre que ces phénomènes peuvent dériver de l'affection propre du cerveau, ou résulter des conditions où ses membranes le font entrer, lorsqu'elles sont isolément ou avant lui enflammées.

« Or, ajoute ce professeur, il peut entrer dans ces » conditions, par suite d'influences diverses. Si nous re- » montons aux écrits de Morgagni, nous y verrons que » cette question avait déjà été examinée avant lui. Le dé- » lire frénétique a coïncidé avec la distension des vais- » seaux ou l'engorgement des méninges ; comme avec » leur inflammation (Valsalva et Bonet); sans inflamma- » tion du cerveau ni de ses membranes (Coiter); avec » l'inflammation de la pie-mère, le cerveau étant sain » (Fab. Bartholeti); avec l'inflammation des méninges » (Willis), etc. » Que conclure, ajoute ce sage écrivain : « C'est qu'il faut nécessairement en revenir à cette idée, » que les causes du délire paraissent être différentes en » différentes circonstances, et qu'elles produisent tantôt » une maladie, tantôt une autre, en agissant différem- » ment sur les différents individus. Ainsi, il y aura chez » quelques-uns inflammation du cerveau; sur un plus » grand nombre inflammation des méninges, ou du moins » distension de leurs vaisseaux, etc. (1). »

Ces conclusions ne sont-elles pas applicables au trouble varié des fonctions du cerveau et de la moelle, que nous avons été à même d'apprécier en étudiant les symp-

(1) Le prof. A. Ribes, Traité d'anatomie pathologique, T. Ier, chap. II, p. 35.

tômes? Cette variété, se succédant avec une rapidité telle qu'il serait impossible de concevoir qu'on dût attribuer à l'altération momentanée de telle ou telle partie telle lésion de fonction momentanée aussi, nous empêche de localiser sur tel ou tel point de la masse encéphalique tel ou tel trouble des sens. Les symptômes ont été constants; la lésion de la pie-mère le fut aussi. C'est à son altération et à l'influence que cette altération isolée a dû exercer sur la totalité de la masse encéphalique, que nous rapportons les symptômes. Nous ne devons donc pas nous étonner de leur intensité, d'après le tableau des lésions que l'anatomie pathologique nous fait voir. Il existe un rapport des uns aux autres qui démontre leur mutuelle existence. Presque toujours la mort a suivi l'exsudation purulente, parfois elle l'a précédée, et dans ce cas les symptômes ont été différents. Le résultat des autopsies, en démontrant l'existence du pus sur tel ou tel point que l'appréciation des symptômes ne pouvait pas faire déterminer, nous a amené à ces conclusions : que la phlegmasie commence par les enveloppes du cerveau; qu'elle s'étend en peu de temps à celles de la moelle, pour peu que la maladie se continue; que les affections du sommet sont moins fréquentes que celles de la base, qu'elles sont généralement d'une plus courte durée et d'une plus grande violence; que les formes où le délire prédomine sont caractérisées à l'autopsie par la présence du pus à la partie antérieure; les formes comateuses, au contraire, par celle du pus à la partie postérieure.

Il est inutile, je crois, de pousser plus loin cette analyse, car ces variétés ne doivent rien changer au traitement ; il doit être toujours très-prompt et très-actif au début, quelle que soit la forme qu'affectera la méningite. Et ce n'est pas au début qu'on sera, d'ordinaire, à même d'apprécier les nuances symptomatiques caractéristiques des formes ; le fait essentiel, résultant des nécropsies, est un fait général, l'existence d'une altération matérielle plus ou moins profonde de la pie-mère cérébro-rachidienne, qui explique parfaitement le trouble profond et varié des fonctions des centres nerveux révélé par les symptômes.

XV. Possibilité de la prompte formation du pus. — Nous avons dit précédemment, à propos de la plus ou moins prompte formation du pus, qu'elle avait lieu souvent même dans les morts promptes. Il résulte de plusieurs observations de méningite foudroyante, à invasion brusque, suivie de mort après deux jours, cinq jours au plus, qu'on avait trouvé du pus abondant à l'autopsie. L'impossibilité de l'existence de ce fait a été avancée ; pour mon compte, j'avoue que j'aurais eu de la peine à y croire, si les autopsies nombreuses de sujets morts en peu de temps ne m'avaient convaincu ; et je pense qu'il n'est pas rationnel de se refuser à y ajouter foi, lorsque des observations de ce genre sont consignées partout. Dire comment ce pus se forme serait difficile ; mais de ce qu'il est difficile d'expliquer sa formation rapide, il ne faut pas en déduire l'impossibilité de son existence, car il pourrait en être de même pour beaucoup d'autres faits insolites et extraordinaires. M. Forget cherche à justifier la possibilité du fait constaté par l'expérience. « De tous nos malades, dit-il, ceux » qui ont succombé ont vécu au moins deux ou trois

» jours, pourtant déjà du pus était formé. N'avez-vous » donc jamais vu du pus se former, même en quelques » heures, dans le panaris par exemple (1) ? » Ce doute sur la possibilité ou l'impossibilité de la formation du pus en si peu de temps a été le sujet de plusieurs discussions à l'Académie de médecine de Paris, notamment en 1844. Dans la *Revue médicale de Paris* (2), à propos du rapport sur l'épidémie de Rochefort par M. Lesson, communiqué par M. Mérat, se trouve consignée une discussion. A la lecture du rapport, M. Prus s'écrie qu'on a de la peine à comprendre qu'une suppuration aussi abondante des méninges puisse se former en 12 ou 15 heures. A l'appui de la possibilité de ce fait, M. Devergie cite une observation publiée en 1838 par M. Ollivier d'Angers, dans un mémoire sur les morts subites. « Un ouvrier maçon se lève comme d'habitude, » dès le matin, pour se rendre à son travail. Parti du » quartier de l'Hôtel-de-Ville, il arrive presque en même » temps que ses camarades, rue Saint-Lazare, où il était » employé, se plaint presque aussitôt d'être plus fatigué » que de coutume. Cependant il se met à l'ouvrage, mais » les forces lui manquent, et, son malaise augmentant, il » est obligé de quitter l'atelier et repart pour regagner son » domicile. Il était alors 8 heures du matin; il n'arrive » dans le quartier de l'Hôtel-de-Ville que vers la nuit. Il » monte dans la chambre commune et se couche : vers » 9 ou 10 heures ses camarades le trouvent mort. Le » cadavre était déjà froid. L'ouverture juridique fut or-

(1) M. Forget, ouvr. cité, pag. 58.
(2) Tom. XLII, pag. 458.

» donnée et faite par M. Ollivier, qui trouva dans le tissu » cellulaire sous-arachnoïdien une exsudation puriforme » recouvrant la plus grande partie de la face supérieure » des deux lobes cérébraux ; il n'existait aucune ecchy- » mose à la périphérie du crâne dont les os étaient » intacts. »

L'observation de M. Ollivier d'Angers, citée par M. Devergie, est assez concluante pour ne laisser à l'esprit le moindre doute sur la possibilité de la prompte formation du pus dans les méninges, mais ne saurait prouver qu'il s'est formé en très-peu de temps, en 12 ou 15 heures par exemple. En lisant attentivement cette observation, nous voyons que cet homme se lève comme d'habitude, qu'il se rend au travail, mais qu'arrivé là les forces lui manquent et qu'il est obligé de quitter l'atelier. Quand M. Ollivier a été appelé, l'homme était mort ; il n'a pu avoir aucun renseignement sur l'état réel de cet ouvrier, ni sur les circonstances qui ont précédé de 2 ou 3 jours le décès. Tout le monde sait avec quelle négligence se soignent les ouvriers et surtout ceux qui habitent Paris ; ce n'est qu'à la dernière extrémité et lorsque les forces leur manquent complètement, qu'ils consentent à s'aliter et à entrer dans les hospices où ils arrivent dans un état désespéré. M. Ollivier n'ayant pu interroger cet homme, n'a pu savoir si la veille ou l'avant-veille il n'avait pas éprouvé du malaise, des maux de tête ou quelques-uns des signes précurseurs des phlegmasies du cerveau ou de ses enveloppes ; il ne peut donc dire à quelle époque réelle remonte l'invasion, car on ne peut s'en rapporter au dire des camarades. Nous sommes loin de vouloir mettre en doute l'observation publiée par M. Ollivier d'Angers ; nous admettons avec M. Devergie que le pus peut se former en peu de temps, mais nous ne pouvons admettre que sa formation soit assez prompte pour que du matin au soir une exsudation puriforme ait pu se former. Nous considérons l'observation de M. Ollivier comme une observation incomplète par le manque de renseignements qu'il n'a pu se procurer que vaguement, et nous considérons la mort de cet ouvrier comme le résultat d'une affection dont l'invasion était antérieure à l'époque où il a dû abandonner son travail. Cette observation vient peut-être à l'appui de notre manière de voir relativement aux invasions qu'on a appelées foudroyantes. Ne pouvons-nous pas, en effet, considérer ici la période indéterminée sur laquelle on n'a pu avoir le moindre indice, et qui n'a pas produit assez de malaise pour forcer l'ouvrier à abandonner son travail, comme une véritable période d'incubation pendant laquelle l'inflammation marchait d'une manière plus ou moins sourde, préparant ses produits d'avance et de plus loin que l'époque à laquelle on voudrait les faire remonter ? Nous le répétons, nous admettons la possibilité de la formation du pus en peu de temps, mais nous ne saurions admettre que sa formation soit aussi rapide.

Evidemment, l'observation publiée par M. Ollivier peut bien se rattacher à la méningite sporadique. Qu'y a-t-il d'étonnant donc que, sous le caractère épidémique, la même affection donne lieu aux mêmes désordres, avec d'autant plus de raison que l'on sait qu'une des propriétés inhérentes à ce caractère est la violence des symptômes et la promptitude de leurs résultats, comparativement aux mêmes affections sporadiques ? Cet état surtout se fait remarquer au début ; c'est au début aussi que l'on remarque les morts promptes, et après elles souvent le pus sur la pie-mère, comme après les morts tardives.

XVI. ANALYSE DE L'URINE, DU PUS ET DU SANG. — Traitée par l'acide nitrique, l'urine ne précipite point ; elle rougit le papier de tournesol. Le sédiment abondant qu'elle dépose est formé de cristaux d'acide urique.

Analysé comparativement avec le pus d'un bubon, d'un chancre et d'une parotide, le pus trouvé dans les ventricules et sur la pie-mère a présenté les mêmes caractères ; soumis à l'action de la potasse, il s'est comporté de la même manière ; soumis à l'examen microscopique, avec grossissement de 250 à 500 diamètres, on a reconnu les globules caractéristiques du pus phlegmoneux. Ces expériences ont été faites plusieurs fois à Strasbourg.

Le sang, généralement fibrineux, sans altération appréciable de ses propriétés physiques, recueilli dans les palettes, présente une couenne légère, une irisation de sa surface plus ou moins consistante. Jamais la couenne n'est ni épaisse, ni muqueuse, ni diffluente ; le caillot est consistant. Vu au microscope, il n'offre rien de particulier ; soumis à l'analyse spontanée simple, telle qu'elle a été exposée dans le cours de pathologie générale de 1844, dans ses leçons sur l'hématologie, par M. le professeur Risueno d'Amador, il offre une quantité de fibrine considérable ; traité par le procédé de MM. Andral et Gavarret (1), il donne une quantité plus

(1) Voir, pour la manière de procéder à l'analyse du sang par le procédé de MM. Andral et Gavarret, *Journal de chimie médicale, pharmacie et toxicologie*, p. 235. Mai 1841.

grande de fibrine que le sang normal et une augmentation notable des globules. Les mêmes résultats sont obtenus par l'analyse du sang de la méningite sporadique. (*Traité d'hématologie* de M. Andral.)

XVII. Diagnostic. — Malgré l'extrême variabilité de ses formes, il est peu de maladies qui puissent offrir des caractères aussi tranchés que la méningite cérébro-spinale épidémique. Aussi le diagnostic est facile à établir ; il surgit de l'existence même de l'épidémie, lorsque la maladie est franche et caractérisée par une céphalalgie intense, une violente rachialgie, l'opisthotonos, le trismus et les alternatives de délire et de coma. Quoi qu'il en soit, il est des cas où l'erreur serait facile et où l'on pourrait confondre la méningite avec quelques autres états morbides : la fièvre pernicieuse, l'encéphalite, le typhus et l'apoplexie. Voyons d'abord si de grandes dissemblances existent entre elle et la même affection sporadique. Ces dissemblances consistent d'abord dans une plus grande intensité des symptômes dans la première, une fréquence plus grande de la combinaison des phénomènes rachidiens aux phénomènes cérébraux, la présence de l'éruption labiale, des pétéchies abdominales, taches rosées, etc. Dans les épidémies, on n'a pas, à proprement parler, observé de méningite chronique, quoiqu'on pût ainsi considérer cet affaiblissement des facultés intellectuelles persistant quelquefois si longtemps après la guérison.

Au point de vue anatomique, les lésions sont aussi généralement plus étendues et plus considérables ; elles envahissent toujours et presque spécialement la pie-mère, tandis que dans la méningite sporadique, elles sont d'abord plus bornées quant à l'étendue, et atteignent les autres membranes quoique avec moins de fréquence. En un mot, la méningite cérébro-spinale épidémique est une expression beaucoup plus intense de la méningite sporadique, qui peut être considérée comme une ombre de la première : « C'est une belle et bonne » méningite encéphalo-rachidienne et voilà tout ; plus la » généralisation du mal, son intensité dans la plupart des » cas et certaines complications peut-être : toutes circon» stances qui n'impliquent nullement une différence in» time et fondamentale (1). »

Au point de vue symptomatique, la différence entre la méningite épidémique et la fièvre pernicieuse est facile à établir ; l'attention la plus scrupuleuse ne peut faire découvrir ni intermittence, ni rémittence bien marquées. La méningite est essentiellement continue ; elle offre, comme la plupart des phlegmasies, quelques exacerbations le soir. Quant aux légères rémissions qu'on observe, ce n'est qu'un amendement léger des symptômes, et jamais on ne remarque cet intervalle franc où tout symptôme s'évanouit, où le malade paraît bien portant, et qui sépare dans la fièvre pernicieuse le premier accès du deuxième. L'*herpes labialis*, le sédiment abondant des urines dans la méningite, pourraient bien les faire confondre. Mais remarque-t-on en elle ces terminaisons heureuses, subites ? Non ; au contraire, dans la méningite épidémique, la santé reparaît graduellement, et les anti-périodiques, les fébrifuges sont d'un effet nul comme tels et ne peuvent avantageusement être employés que

(1) Forget, ouvr. cité, p. 41.

dans quelques cas rares où la maladie se termine par une fièvre intermittente, ou comme toniques; les lésions organiques complètent la différence.

Malgré la difficulté qu'il y a à distinguer la méningite de l'encéphalite, on peut cependant ne pas les confondre et établir entre elles quelques différences assez marquées. La première débute par une surexcitation extrême de toutes les fonctions des centres nerveux; la deuxième d'une manière moins aiguë, plus latente, plus sourde, plus lente, plus limitée, et arrive plus vite à la complète destruction des facultés isolées. Dans l'une, les douleurs sont atroces; le délire, les convulsions et le coma alternent irrégulièrement; dans l'autre, la céphalalgie est gravative, le délire sourd, il n'y a point de convulsions; la paralysie est complète, fréquente; elle est rare et incomplète dans la première. La méningite a un caractère particulier qui manque à l'encéphalite, la présence des phénomènes rachidiens et l'*herpes labialis;* enfin, elles se distinguent l'une de l'autre par les lésions matérielles produites et qui nous sont révélées par l'autopsie.

La forme comateuse ou apoplectique pourrait, au premier abord, être confondue avec l'apoplexie. Commune à Aigues-Mortes, elle fait dire à M. le professeur Lallemand que les hommes tombaient comme frappés d'apoplexie. La soudaineté de l'invasion de l'une et de l'autre pourrait bien laisser croire à l'identité, à l'analogie; mais la maladie poursuivant son cours, tout doute devient impossible. La paralysie hémiplégique ou totale, générale ou partielle, toujours complète, c'est-à-dire ne permettant point de mouvements réguliers aux membres atteints, constante avec son caractère spécial dans l'apoplexie, établit une distinction rendue plus évidente encore par le caractère et la nature des lésions pathologiques : présence de caillots sanguins dans l'un ou l'autre ventricule, ou simultanément dans les deux si la paralysie a été totale; sablure très-prononcée du parenchyme cérébral coupé par tranches; exsudation sanguine abondante; toutes lésions qu'on ne trouve point dans la méningite.

Le typhus et la méningite épidémique sont caractérisés par des différences symptomatiques trop tranchées, pour qu'il soit possible de les prendre l'un pour l'autre. Il est cependant quelques cas (forme typhoïde surtout) où l'ensemble des symptômes offre une grande analogie. Dans tous les cas pourtant, l'invasion de la méningite est brusque et caractérisée par un trouble des fonctions des organes de la vie de relation; plus lente dans le typhus, l'invasion a pour caractère essentiel les symptômes gastriques. Vive céphalalgie, rachialgie intense, contractions grimaçantes de la face, opisthotonos, trismus, convulsions, délire variable alternant avec le coma et l'intégrité des facultés intellectuelles, tels sont les caractères de la première; stupeur, hébètement, délire vague, sourd, douleurs abdominales, pesanteur de tête dans le typhus. Langue fuligineuse, diarrhée, météorisme de l'abdomen, hémorrhagies buccales et intestinales en opposition aux phénomènes gastriques toujours légers de la méningite. Ralentissement ou état normal de la circulation dans cette dernière; fièvre intense, au contraire, dans le typhus. Eruptions vésiculeuses, l'*herpes labialis* presque constant dans la phlegmasie épidémique des méninges, *sudamina* et pétéchies constantes aussi dans l'autre et ne se présentant que très-rarement dans la méningite, et toujours alors avec des complications gastriques ; différences notables des caractères anatomiques ; injection vive et même suppuration de la pie-mère constantes ; augmentation notable de la fibrine du sang, démontrée par les analyses et la présence des caillots organisés du cœur et des gros vaisseaux pour la méningite ; altération profonde des follicules intestinaux, constante dans le typhus ; diffluence du sang ; enfin, extension plus grande du typhus en opposition avec la faible extension de la méningite épidémique, et, au contraire, mortalité comparativement plus grande par elle que par le typhus.

XVIII. Pronostic. — Les maladies épidémiques offrent en général un aspect plus grave que les maladies sporadiques de même nom. L'expérience prouve qu'au début aussi les cas offrent plus d'intensité, plus de violence qu'au milieu et au déclin ; qu'aux époques de recrudescence les symptômes se montrent de nouveau plus graves et la mort plus prompte et plus fréquente, comme si la cause avait une action plus intense et plus immédiatement directe. Le pronostic de la méningite à l'état sporadique est très-grave ; d'après les auteurs, la mortalité est de deux sur trois cas. M. Guersant (Dictionnaire de médecine, article *Méningite*) dit que les cas de guérison de méningite sont très-rares ; plus explicite que lui, M. Rochoux (1) s'écrie en pleine académie, à propos du rapport de MM. Pariset et Brossard sur l'épidémie de

(1) Gazette médicale, 8 juin 1844, séance de l'Académie royale de médecine du 4 juin, présidence de M. Ferrus.

Poitiers, qu'il ne croit pas qu'il existe un seul cas authentique de guérison de méningite, et que ceux qui ont été cités ne doivent être considérés que comme des erreurs de diagnostic. M. Martin-Solon croit parfaitement à la possibilité de la guérison et conteste l'erreur de diagnostic; il est soutenu dans ses convictions par M. Bricheteau, qui dit, à son tour, que la nature de la maladie ne peut pas être mise en doute, qu'il s'est bien agi d'une méningite dans les cas où l'autopsie a révélé les désordres inhérents à cette affection, et que dans les cas de guérison, comme dans les cas de mort, les symptômes étaient identiques.

Quoi qu'il en soit, le pronostic de la méningite cérébro-spinale épidémique est excessivement grave, et sa gravité augmente ou diminue selon la variété qu'elle affecte. En somme, la mortalité s'élève aux trois cinquièmes; pour les cas graves elle varie entre sept et huit dixièmes. Le nombre des cas, fort heureusement, n'est pas en rapport direct avec la gravité de l'affection. Le pronostic de la méningite épidémique est d'autant plus grave, qu'il y a combinaison des symptômes rachidiens aux symptômes cérébraux isolément caractéristiques de deux affections qui, existant indépendamment l'une de l'autre, peuvent déterminer la mort et la déterminent si fréquemment (1).

L'âge et le sexe ne sont pas sans influence sur le pronostic; la mortalité, plus forte pour l'enfance que pour l'âge adulte, s'accroît avec une proportion effrayante

(1) Ollivier d'Angers, Maladies de la moelle épinière, tom. II, chap. VII.

au-delà de trente ans. Le sexe féminin est plus gravement atteint. Cette gravité du pronostic a été aussi observée dans la méningite sporadique par M. Guersant, mais avec une différence; elle est plus fréquente chez les jeunes filles, dit cet auteur, que chez les garçons. Le contraire a lieu dans la méningite épidémique. Les chances de guérison, plus grandes pour les constitutions fortes et vigoureuses, pour les tempéraments sanguins, permettent pour ces cas de diminuer la gravité du pronostic. Nous avons précédemment dit que cette gravité augmente ou diminue selon la variété ou la forme affectée par la maladie. Nous pouvons sommairement établir que l'existence isolée des phénomènes cérébraux est loin d'impliquer une idée de gravité aussi grande que leur alliance ou leur combinaison avec les symptômes rachidiens; que l'invasion instantanée sans prodrômes est beaucoup plus dangereuse que l'invasion lente, et succédant pour ainsi dire à une période d'incubation. Nous verrons plus tard, au sujet du traitement, combien cela est vrai et combien l'invasion lente laisse de chances à l'emploi judicieux d'une médication préventive et susceptible d'arrêter le mal à son origine; que l'état comateux est moins grave que la forme convulsive. Les divisions précédemment établies, quant aux variétés et aux formes diverses que chacune d'elles peut affecter, nous aideront parfaitement à établir d'une manière succincte et graduelle la gravité du pronostic. Quelle que soit sa forme, la variété *cérébrale simple* offre une mortalité moindre, et est en tous points moins grave que la variété *cérébro-spinale*.

Sans entrer dans de plus grands détails, qui nous

entraîneraient trop loin et fatigueraient ceux qui nous lisent, nous allons énumérer d'une manière progressive et par rang de gravité, en commençant par celles qui en offrent le plus, les différentes nuances que la méningite affecte, et d'abord les formes cérébrales, renvoyant à leur description pour l'appréciation des symptômes, qui doivent impliquer une plus ou moins grande gravité. En première ligne nous avons la forme comateuse; vient ensuite la forme délirante, céphalalgique délirante et céphalalgique simple, qui comporte un pronostic bien moins grave que les autres; c'est à elle qu'appartiennent toutes les guérisons promptes. Pour la variété cérébro-spinale, l'ordre doit être ainsi établi : en première ligne, méningite foudroyante et comateuse convulsive entraînant ordinairement la mort, forme hectique à cause de ses nombreuses complications, typhoïde, inflammatoire, paralytique et douloureuse. Les complications arrivant presque toujours à une période avancée, doivent toujours aussi, et par cela même, impliquer une idée de gravité : en cela rien d'extraordinaire. De nature gastrique le plus souvent, arrivant à une période avancée et se développant sous l'influence de l'état d'affaiblissement dans lequel l'organisme se trouvé plongé, les complications peuvent plus facilement amener un résultat fâcheux, déterminer la mort, en ajoutant leur somme de danger à celui que l'affection première fait redouter. Le pronostic ne doit pas être modifié malgré les rémissions, la diminution des accidents graves ou un moindre degré dans leur intensité; ce que l'on voit assez souvent au début de la deuxième période, période de réaction; il doit, au contraire, rester le même et conserver son caractère grave, car on courrait le risque d'éprouver une déception et de compromettre l'art, s'il en était autrement. «On ne saurait être trop réservé, dit le savant Professeur de l'école de Montpellier, sur le pronostic des inflammations du cerveau, lorsque tout même semble annoncer une convalescence franche, je dirai même solide (1). » Ce précepte est d'une application opportune non-seulement à la convalescence, mais même à cette période de la méningite cérébro-spinale épidémique.

XIX. Nature. — D'où faut-il faire dériver la nature d'une affection, si ce n'est de l'étude des symptômes et des lésions qui les produisent ou leur succèdent? Les symptômes inflammatoires et les produits phlegmasiques spontanés ou successifs sont bien évidents, bien tranchés, ce me semble, dans la méningite épidémique; mais indépendamment d'eux ne trouvons-nous pas une réunion de symptômes et une absence imprévue de lésions qui lui impriment un cachet particulier, une nature occulte que nous sentons bien, que nous ne pouvons définir, et qui donne à l'affection un air de nouveauté qui implique presque une idée de spécificité? Est-ce encore au caractère épidémique qu'elle revêt, et à son génie variable à l'infini, qu'il faut l'attribuer? Sans vouloir nous établir juge dans une question qui n'est résolue pour personne, nous dirons que cette hypothèse nous paraît être très-probable.

La violence des symptômes, l'analyse du sang, qui démontre toujours une augmentation sensible dans la quantité de fibrine, les caillots fibrineux constamment

(1) Lettres sur l'encéphale, 3e lettre, pag. 472.

trouvés dans le cœur et les gros vaisseaux, l'injection souvent prononcée de la pie-mère, le pus fluide ou concret qui la recouvre et si abondant quelquefois dans les ventricules, le sédiment des urines, permettent bien de pencher du côté de la phlegmasie; cependant il ne faut pas se hâter de prononcer un jugement, car nous pourrions tomber dans l'erreur.

L'inflammation joue un grand rôle dans la méningite épidémique, tout tend à le démontrer; mais elle n'est pas seule, ou bien elle revêt un caractère particulier, qui lui est étranger d'ordinaire et dont nous sommes forcés d'avouer que nous ignorons l'essence intime, de même que nous avons dû le faire pour la cause spécifique de la maladie. C'est à cette cause qu'il faudrait pouvoir s'adresser pour résoudre le problème de la nature de l'affection; car c'est elle sans contredit qui lui imprime, en nous échappant, son cachet d'originalité, qui nous frappe sans laisser d'autre impression satisfaisante pour notre esprit. Ceci me paraît d'autant plus vraisemblable, que souvent la médication anti-phlogistique la plus active, la plus énergique, la plus exagérée si je puis m'exprimer ainsi, ne paraît produire le moindre effet. Chez quelques malades rendus presque exsangues par l'emploi répété des anti-phlogistiques, la pie-mère à l'autopsie offre une injection vive et très-étendue, quelquefois même une exsudation purulente. Ceci tient-il à ce que l'effet produit par la phlegmasie est très-prompt et très-intense, ou à ce que l'inflammation se complique d'une manière d'être *sui generis*, spécifique, extraordinaire, et dont nous ne pouvons définir la nature?

XX. Siége. — Au premier abord, le siége de l'affection paraît plus facile à déterminer. En jetant un coup-d'œil rapide sur l'étude des symptômes et des accidents qui les accompagnent, nous voyons un trouble profond, extraordinaire, des fonctions du cerveau et de la moelle épinière, avec une effrayante escorte d'accidents aigus, d'une remarquable énergie, qui semblent indiquer des lésions profondes et étendues de la totalité de la masse encéphalo-rachidienne. Abstraction faite des lésions anatomiques, nous pouvons établir que le siége de l'affection est dans les centres nerveux.

Mais le siége réel de la maladie, ou plutôt le siége caractéristique constant de la lésion organique, l'autopsie nous le fait voir moins étendu que nous ne l'aurions pensé, nous le trouvons dans la pie-mère : toujours injection constante de cette membrane, avec presque toujours exsudation purulente, principalement agglomérée entre les lobules cérébraux, où il est impossible d'accuser l'arachnoïde de sa production ; pus abondant, fréquent dans les ventricules ; la pulpe cérébrale et médullaire n'offrent pas le plus souvent d'altérations, ou, s'il en existe, elles ne consistent que dans une injection très-légère, une sablure peu marquée. Comment cette altération de la pie-mère, si légère en apparence, peut-elle déterminer les graves accidents symptomatiques dont le groupe ou l'incessante succession effraient l'observateur ? C'est ce que nous ne saurions expliquer. Il existe évidemment une influence qui s'exerce de la pie-mère aux organes sous-jacents et qui peut être déterminée par une simple injection de cette membrane ; les effets nous les percevons, les symptômes nous les traduisent ; mais le mécanisme organique, s'il en existe un et si tant est qu'on doive y croire, nous échappe, car le cerveau et la moelle paraissent toujours sains. Est-ce par la propagation de l'inflammation de proche en proche qu'il s'opère? Les traces existeraient. Est-ce par la compression déterminée par la phlogose ou par le pus? Les symptômes ne sont nullement en rapport avec elle : la paralysie est rare; le coma, quoique profond, n'offre pas cette permanence caractéristique des compressions cérébrales : il disparaît et reparaît faisant place ou succédant à l'intelligence, et cela d'une manière qui peut aussi être appelée *caractéristique;* il est plus fréquent dans la première période que dans les deux autres, sauf la forme comateuse où il est rarement interrompu, et pourtant la suppuration ne se forme le plus souvent qu'au passage de la première à la deuxième période. Des études plus approfondies, des recherches plus minutieuses pourront peut-être un jour, en nous faisant mieux connaître les fonctions des centres nerveux, nous mettre à même de saisir et d'apprécier la liaison intime, les rapports directs qui existent entre les lésions et les symptômes observés; alors nous aurons l'explication d'un phénomène dont aujourd'hui nous devons, quoique à regret, nous borner à constater l'existence, en l'attribuant à une cause occulte qu'il ne nous est pas permis d'approfondir.

De ces réflexions, de cette étude, il résulte une vérité douloureuse pour quelques esprits systématiques ou trop emportés par l'ardeur d'un zèle fanatique. L'anatomie pathologique ne donne pas toujours l'explication des symptômes observés; elle sert quelquefois, au contraire, à démontrer, par l'absence des lésions qu'on s'attend à rencontrer d'après eux, qu'il ne faut pas toujours se hâter d'affirmer l'existence de l'altération organique de tel ou tel organe d'après les symptômes qui apparaissent. « En toute chose il faut considérer la fin », a dit notre spirituel fabuliste. Cet adage du siècle dernier me paraît parfaitement applicable à l'étude de la pathologie.

XXI. Traitement. — Quel est le traitement à opposer à cette affection ? La question est difficile à résoudre d'une manière satisfaisante et complète. Combien n'a-t-on pas fait d'essais infructueux ? Pour être rationnel, tout traitement doit découler de la nature d'une maladie. Il faut s'attacher à modifier, sinon à détruire l'état existant, et par les moyens employés chercher à ramener celui qui est le plus voisin de l'état normal, la santé. La phlegmasie jouant un grand rôle dans la maladie qui nous occupe, on a naturellement été amené à employer d'abord un traitement anti-phlogistique.

Un des caractères inhérents aux épidémies est de céder à certains traitements différents de ceux qu'on adresse d'ordinaire à la même affection sporadique.

Nous verrons aussi qu'il en sera de même pour la méningite cérébro-spinale épidémique. La première indication qui s'offre à l'esprit lorsqu'il s'agit de combattre une maladie épidémique, et qui constitue le traitement préventif, est de chercher à éloigner la cause qui la produit : *Sublatâ causâ, tollitur effectus*. La cause spécifique intimement liée à l'affection, nous l'ignorons ; nous ne pouvons donc ni l'éloigner ni la prévenir. Nous connaissons pourtant quelques-unes des circonstances particulières qui paraissent faciliter son développement ; nul doute alors qu'en nous appliquant à détruire individuellement chacune de ces circonstances, ou leur ensemble si elles n'existent pas d'une manière isolée, nos efforts ne soient couronnés de succès, en diminuant, si nous ne parvenons à détruire, les effets, résultat de la cause qu'elles paraissent engendrer. Parmi toutes ces circonstances, celles dont l'influence paraît la plus probable sont : l'encombrement, les fatigues corporelles et l'habitation de lieux froids et humides. Dans cette crainte, sans avoir même la certitude de leur concours, pourquoi ne prescrirait-on pas l'application immédiate des mesures de précaution indiquées par les règles d'hygiène générale? Elle ne pourrait qu'être suivie d'un bon effet. Voyons, quoiqu'il nous soit impossible d'empêcher l'action de la cause prochaine de la maladie sur l'économie, si nous pourrions, non pas empêcher la production de ses effets puisque nos moyens ne nous permettent pas de la prévoir, mais arrêter leur marche une fois qu'ils sont produits. Jetons, à cet effet, un coup-d'œil sur l'état général résultant de la constitution épidémique. Sous l'influence d'une épidémie, il n'est presque pas d'individu qui ne se ressente plus ou moins de l'état commun, qui n'éprouve un malaise quelconque, qui ne se trouve dans un état particulier, qui ne présente une modification anormale des fonctions de l'organisme, résultant de l'influence de la constitution régnante. Pour quelques-uns, ces accidents légers sont sans suite, et disparaissent sans qu'il soit besoin de la moindre médication et par l'unique opposition des forces vitales qui résistent à l'influence ; chez d'autres, au contraire, cet état persiste et constitue les prodrômes de la maladie, que l'invasion ne tarde pas à suivre.

Toutes les maladies qui existent pendant le règne

d'une épidémie, prennent même un cachet particulier, une teinte de similitude avec le caractère de l'épidémie, qui leur donne avec elle un air de confraternité. Pringle en cite plusieurs exemples dans son *Traité des maladies des armées*. En nous adressant à cet état particulier de chaque individu, pour peu qu'il prenne un caractère de gravité, serait-il possible d'enrayer la marche de l'affection et de conjurer l'état produit? Pendant les épidémies de méningite, beaucoup de gens se plaignent de violents maux de tête; légers chez quelques-uns, ces accidents s'aggravent au contraire chez d'autres, et constituent le signe avant-coureur, le prélude d'un mal plus grand et souvent sans remède. Détruire cet état immédiatement, annihiler le plus promptement possible cette disposition morbide, voilà, ce me semble, ce qu'il faut faire. Les moyens indiqués sont : la saignée générale copieuse, les applications de sangsues, les pédiluves sinapisés, les lotions réfrigérantes sur la tête, la diète et le repos. Ne serait-il pas rationnel de considérer cet état comme une période d'incubation, s'établissant dès que l'effet morbifique, quel qu'il soit, est produit; et ne pourrait-il pas alors nous aider à expliquer pourquoi nous trouvons ces produits incontestables d'une inflammation vive et étendue, après les morts promptes ou considérées comme ayant suivi de près l'invasion, si nous la faisons dater du moment où les symptômes nous apparaissent avec cette violence extraordinaire?

Quoi qu'il en soit, je pense que ce moyen peut être suivi d'excellents résultats, en faisant avorter l'inflammation, bien que, pour nous, je le répète, la phlegmasie ne constitue pas uniquement la maladie. Dans ces conclusions, je me base sur l'observation qui prouve que, dans les régiments où l'on a attentivement surveillé pendant l'épidémie l'état des hommes et mis en vigueur l'emploi de ces moyens simples, on a eu un moins grand nombre de malades. Pendant une de mes gardes à l'hôpital militaire d'instruction de Strasbourg, M. le docteur Pingrenon, chirurgien-major du bataillon des pontonniers, vint accompagner un de ses malades. Je lui exprimai mon étonnement relativement au petit nombre d'hommes atteints de méningite que nous recevions de son bataillon. Il me dit alors qu'il pensait pouvoir l'attribuer à ce que, au moindre mal de tête accusé par eux, il pratiquait de fortes saignées dans le but d'empêcher le développement de l'affection régnante, prescrivait une diète sévère et des bains de pieds sinapisés. Ces moyens si simples ayant été suivis de bons résultats, pourquoi hésiterait-on à les employer? Pourquoi même ne pas les étendre à combattre les complications nombreuses de même nature qui aggravent la plupart des autres affections, sous l'influence évidente de la constitution épidémique? Ici, ce me semble, trouverait son utile emploi le moyen proposé, il y a longues années, par M. le professeur Lallemand, pour prévenir la congestion dans les fièvres intermittentes graves céphalalgiques; moyen qu'il a du reste proposé de nouveau au sujet de l'épidémie d'Aigues-Mortes. « Il faudrait, dit » ce savant professeur, quand la congestion est violente, » appliquer une compression aux parties supérieures » des membres. Le tourniquet serait utile : il retient le » sang dans les membres et l'empêche d'arriver au cer- » veau; la face devient pâle, décolore; bâillements,

» syncope au bout d'un quart à une demi-heure. On » lève un des liens et on laisse la circulation se rétablir » dans le membre; puis, quand la peau, de violette » qu'elle était, a repris sa couleur normale, on remet » la compression et on débande un autre membre. On » agit de même pour les extrémités inférieures; de » sorte qu'on laisse arriver au cœur assez de sang pour » que la circulation s'entretienne dans le cerveau, mais » on diminue ainsi la violence de la congestion sanguine » qui amène l'exsudation de la membrane séreuse. Il y » a cette différence avec la saignée, que le malade n'a » pas perdu une goutte de sang, et que, le danger passé, » on peut le lui rendre (1). »

La saignée générale trouve encore sa place, lorsque l'invasion de la maladie a eu lieu malgré l'emploi de ces moyens préventifs, ou lorsqu'ils n'ont pas été employés. On a tour-à-tour pratiqué la saignée du bras, de la jugulaire et de l'artère temporale ; quant à ces deux dernières, leur emploi n'est pas fréquent et ne constitue que des exceptions. Quelle que soit la forme de la maladie, la saignée répétée jusqu'à trois fois dans la même journée est indiquée dès le début, et surtout aux premiers temps de l'épidémie et aux époques de recrudescence ; car nous avons vu qu'à ces moments les symptômes offrent une acuité plus grande. Dans quelques cas *(la forme comateuse-convulsive)*, la saignée générale paraît contre-indiquée au début ; on emploie alors les saignées locales, sangsues et ventouses ; simultanément

(1) Clinique inédite de M. le professeur Lallemand, sur l'épidémie d'Aigues-Mortes.

les révulsifs cutanés, sinapismes, vésicatoires, doivent être mis en jeu pour réveiller la sensibilité et amener une réaction; viendront ensuite les saignées générales, aussitôt que la réaction sera bien établie. Les premières saignées doivent être abondantes, mais toujours proportionnées à l'état du pouls et aux forces du malade. On a cru remarquer que, quand la saignée était abondante et déterminait une syncope, souvent la maladie avortait. M. Gama conseille, loin de chercher à prévenir la défaillance, de provoquer, au contraire, cet accident. Employée avec succès dès le début et pendant la première période, cette médication ne doit pas être exclue de la deuxième; il faut insister sur la continuation du même traitement jusqu'à ce que l'excitation soit abattue et la maladie arrêtée dans sa marche, ou que le coma survienne. Dans ce cas, le plus souvent, au lieu d'affaiblir le malade par de nouvelles évacuations sanguines, il faut s'efforcer, au contraire, de réveiller les forces vitales. La saignée générale trouve parfois encore sa place pendant le cours de la troisième période; cependant il faut être très-prudent et très-réservé dans son emploi, car les malades sont très-faibles, et pour peu qu'elle soit abondante, une saignée peut nuire. Les saignées locales, les applications de sangsues, peu nombreuses et répétées de manière à maintenir un écoulement constant et lent, doivent être préférées; encore ne faut-il y recourir que lorsque les phénomènes morbides se réveillent avec tant de violence qu'il faut les calmer à tout prix. Ici encore on peut avantageusement employer le moyen indiqué par M. Lallemand, car plus que jamais il faut pouvoir rendre aux malades le sang dont ils ont tant besoin à ce moment où l'adynamie et le marasme sont si rapprochés. A l'exemple de Cullen, Baillou, Richter et autres, M. Forget préconise l'emploi répété de la saignée de la jugulaire, MM. Parent-Duchatelet et Martinet celle du pied; quant à celle de la temporale, il faut y renoncer ou à peu près; par elle généralement on obtient peu de sang, le bandage compressif nécessaire pour l'arrêter gêne et fatigue le malade, il augmente les douleurs. Il ne faut pas attacher une trop grande importance au lieu d'élection, il a varié suivant les époques de la médecine. Pour Hippocrate et nos premiers pères, le lieu d'élection était les veines du front et du cou; plus tard, celles du pied, les deux salvatelles et la sublinguale furent préférées. Les Espagnols accordent encore aux salvatelles une prédilection marquée; les médicastres arabes n'emploient jamais que la saignée des veines du front. Les mêmes résultats approximatifs sont obtenus, je crois, quelle que soit la saignée préférée. On pratique généralement de une à quatre saignées de 360 à 500 grammes.

Les saignées locales, applications de sangsues, ventouses scarifiées précèdent, accompagnent ou suivent la saignée générale, selon les cas; nous avons déjà vu dans quel cas il fallait les faire marcher en avant, voyons en quelles circonstances elles doivent l'accompagner ou lui succéder, et comment alors il convient d'y recourir. Lorsque les symptômes sont très-aigus, il faut, simultanément avec la saignée, faire des applications de sangsues et de ventouses scarifiées: les sangsues seront appliquées aux tempes, sur le trajet des jugulaires, aux régions mastoïdiennes; suivant le cas, on les appliquera en grande quantité à la fois ou par petites quantités et successivement, de telle sorte qu'on obtienne un écoulement de sang continu et prolongé : il en sera de même des applications qui suivront les saignées générales. En les appliquant ainsi, on a pour but, en maintenant la déplétion produite par la saignée en équilibre constant autant que possible, d'empêcher les exacerbations. Pour faciliter l'écoulement, on peut appliquer quelques ventouses sur les piqûres de sangsues. On applique généralement de 50 à 200 sangsues ; les applications partielles sont de 5 à 50, selon le but qu'on se propose. Les ventouses scarifiées trouvent leur place depuis la nuque jusqu'au coccyx, tout le long du rachis ; elles n'arrêtent pas d'ordinaire les convulsions, mais parviennent quelquefois à calmer les douleurs ; leur nombre peut varier de 4 à 25 et 30 ; j'en ai vu appliquer jusqu'à 15 d'une seule fois.

Cette médication active, constante et énergique, justifiée par les douleurs atroces des malades et l'imminence du péril, fait rarement cesser et même diminuer les douleurs ; quelquefois sous son influence le délire s'apaise, le coma est remplacé par le retour incomplet de la connaissance, les convulsions ne cessent point ou sont remplacées par un collapsus profond qui laisse peu d'espoir et qui presque toujours est le signe avant-coureur d'une mort très-prochaine. Quoi qu'il en soit, il est un très-petit nombre de cas où son application bien entendue, dès le début et dans les deux premières périodes, a amené les terminaisons les plus heureuses, quelquefois même, mais ceci très-rarement, les plus promptes. On ne doit pas pourtant lui accorder une trop grande confiance, on courrait risque d'éprouver de douloureuses déceptions ; il ne faut pas non plus pour cela seul nier son utilité. Malgré son inefficacité fréquente, l'observation est là qui prouve que l'emploi des antiphlogistiques a rendu des services plus réels que les autres médications, une seule exceptée : ma plume laisse échapper avec ma pensée le mot d'*opium*, *opium à haute dose*, qui, seul ou combiné aux saignées, constitue le traitement le plus efficace, le seul traitement sanctionné par l'expérience et ayant produit des résultats positifs : nous en parlerons plus loin. Avant la réaction, les saignées générales offrent peu d'avantages, elles affaiblissent sans soulager ; il faut souvent les faire précéder des saignées locales. A ces moyens il est urgent de joindre une diète sévère, les boissons rafraîchissantes. Quelques médecins italiens conseillent les boissons glacées ; Ingrassia dit qu'à Palerme, le seul remède efficace pendant l'épidémie était la saignée et l'eau à la glace, les lavements émollients ; quelquefois, mais avec une précaution extrême et minutieuse, les lavements laxatifs ou légèrement purgatifs. M. Forget conseille les lavements huileux, lactés et miellés, etc., de peur d'éveiller les symptômes gastriques qui constituent une très-fâcheuse complication. A la fin de la deuxième période et au commencement de la troisième, on peut accorder quelques aliments très-légers, malgré la persistance des symptômes nerveux assez graves ; il faut avoir soin de les suspendre pour peu que des accidents, quelque légers qu'ils soient, se déclarent.

Aux saignées générales et locales on joindra avec avantage des applications réfrigérantes, lotions oxycratées, compresses imbibées d'eau la plus froide possible, vinaigrée, glace pilée mêlée au son et contenue dans une vessie, lotions éthérées. Quelques malades se plaignent de l'emploi de ces moyens et se refusent à les endurer, prétendant qu'ils les fatiguent et augmentent leurs douleurs : cela tient, je crois, à leur mauvaise application et à la négligence des personnes à qui ce soin est confié; leur apathie et leur insouciance font qu'elles ne renouvellent pas assez souvent les compresses, qui s'échauffent alors et sont plus nuisibles qu'utiles. Bien entendue, l'application des réfrigérants doit être suivie de bons effets. Le bourrelet en osier ou en fil métallique très-léger et très-mince du docteur Blatin, notre confrère et condisciple, est l'appareil le plus convenable à cet emploi. Cet appareil consiste en un tour de tête très-large dans lequel la tête du malade est contenue sans être serrée; on le fixe à l'oreiller au moyen de liens assez lâches pour lui permettre de suivre les divers mouvements de la tête du malade; à sa partie interne et supérieure, on fixe soit la vessie remplie de glace, soit les compresses qui reposent ainsi constamment sur la tête dans toutes ses positions. Les lotions réfrigérantes doivent être employées surtout dès le début et pendant la deuxième période. Pourquoi n'associerait-on pas à la saignée et aux lotions réfrigérantes les bains d'affusion froide? Ils sont suivis d'effets merveilleux dans le traitement de la méningite sporadique et des fièvres cérébrales. Un traitement mis en pratique dans la méningite épidémique, et qui n'avait pas encore été tenté pour la méningite sporadique, a tout dernièrement réussi d'une manière merveilleuse à M. le professeur Bouisson. Pourquoi un traitement qui réussit dans cette dernière ne pourrait-il réussir dans la méningite épidémique? Tout porte à croire qu'il serait suivi de bons effets. Nous avons exposé dans nos préliminaires les préceptes indiqués par M. Foville pour l'application de ce moyen; nous n'y reviendrons point.

Les mercuriaux ont été administrés, onguent mercuriel et calomel; leur administration, suivie d'insuccès, excite de la part du professeur Forget une exclamation d'une énergie très-originale : « Déplorable panacée que » tant de praticiens emploient avec tant de confiance sur » je ne sais quelles autorités, et qui en font un remède » banal universel, fermant courageusement les yeux sur » les maux qu'il engendre, pour entonner toujours et » partout ses louanges ! » Le calomel et l'onguent mercuriel peuvent fort bien réussir ailleurs; mais, dans la maladie qui nous occupe, l'expérience prouve qu'entre les mains de tous les praticiens leur administration a été le plus souvent infructueuse.

En vain des frictions ont été faites avec l'onguent mercuriel sur le cuir chevelu, aux cuisses, aux aisselles, le long du rachis, en même temps que le calomel était donné à l'intérieur. L'effet de cette médication a été inappréciable, pour ne pas dire nul, malgré l'élévation des doses et sa constante application.

On a eu recours aussi aux cataplasmes sinapisés, vinaigrés, aux sinapismes, frictions vinaigrées, ammoniacales même, aux vésicatoires ordinaires ou produits par l'onguent épispastique, aux vésicatoires spontanés au moyen de la pommade ammoniacale de Gondret. Les sisapismes ont été appliqués sur tous les points des membres inférieurs ; les vésicatoires sur le crâne, à la nuque, le long du rachis, à la partie interne des jambes, des cuisses, aux membres supérieurs, en un mot, sur toute la surface du corps. Augmentant les douleurs au lieu de les faire disparaître, ces applications ont été d'un effet presque nul, à moins que leur but unique ne fût de produire une réaction lorsqu'on les prescrivait dès le début des périodes comateuses. M. Rollet, dans un mémoire sur la méningite épidémique observée à Nancy, vante, comme moyen héroïque et lui ayant toujours réussi pour produire une prompte et vive réaction, la cautérisation le long du rachis pratiquée sur l'une et l'autre gouttière vertébrale au moyen du cautère actuel rougi à blanc. Ce que ni les vésicatoires, ni les sinapismes n'ont pu obtenir, il l'obtient à l'aide de six ou huit cautérisations successives, d'un pouce à un pouce et demi de long. En même temps, comme topiques adjuvants, il couvre les pieds de larges sinapismes, les entoure de cruchons d'eau chaude, applique de larges vésicatoires aux cuisses et aux jambes, et pour ne perdre ni une minute, ni un pouce de terrain, si la place et le temps lui restent, il appose aussitôt à la nuque trois ou quatre ventouses scarifiées. Avec cet appareil complexe et énergique, pour ne pas dire formidable et effrayant, de révulsifs, nul doute que si elle est possible encore, la réaction ne doive être prompte et complète.

Le tartre stibié à haute dose, seul ou associé à l'opium, reste presque toujours sans effet. On emploie les purgatifs dans le but d'opérer une révulsion sur le tube intestinal et combattre la constipation opiniâtre. A la fin de la première période et pendant la deuxième, on donne le calomel seul ou uni au jalap à la dose de 2 décigrammes à 1 gramme, des potions avec l'huile de croton-tiglium, des lavements laxatifs, purgatifs ; ces moyens ne calment que très-rarement les symptômes, ils n'enraient jamais la marche de l'affection d'une manière évidente, et sont tout au plus bons à mettre un terme à la constipation ; faut-il encore en user avec réserve, et ne pas oublier que leur influence sur le tube intestinal peut déterminer de graves accidents gastriques, et constituer une complication sérieuse qui double alors les chances funestes. Dans le but d'éviter autant que faire se peut cet inconvénient, M. Forget conseille l'emploi des lavements laxatifs avec le lait et le miel, l'huile, le sel de cuisine, les follicules de séné et le sulfate de soude. La diarrhée qui survient quelquefois fait qu'on a à se féliciter de ne pas avoir employé des purgatifs plus actifs.

Croyant à l'influence critique de l'*herpes labialis*, et afin de favoriser son développement, on a pratiqué des frictions avec l'huile de croton-tiglium au pourtour des lèvres, avec la pommade stibiée sur la partie antérieure et supérieure du thorax, pour produire un effet dérivatif.

Tour-à-tour et partout employés, ces moyens sont restés sans effet ; leurs résultats ont été à peu près les mêmes et la mortalité analogue.

L'eau distillée de laurier-cerise, de valériane, l'éther, le camphre, le musc, viennent à leur tour pour ceux qui croient avoir affaire à une affection purement nerveuse ; leur administration n'est signalée par aucun succès. Quant au dernier médicament, le musc, il est juste de dire qu'il n'a été employé que très-rarement et toujours dans des cas fort graves.

L'idée d'intermittence et de nature septique de la maladie a amené l'emploi du sulfate de quinine et du quinquina. L'usage de ces médicaments, pour ceux qui comptaient sur leurs vertus spécifiques en cette circonstance, a été suivi de nombreux mécomptes et détruit leur confiance. Cependant le sulfate de quinine, le quinquina et toutes ses diverses préparations trouvent leur emploi judicieux comme anti-périodiques à la fin de la maladie, lorsqu'elle affecte une intermittence marquée par des accès réguliers, terminaison dont nous avons constaté la fréquence, et comme toniques pour aider à soutenir les forces du malade affaibli par les souffrances et le traitement anti-phlogistique antérieur.

Jusqu'ici tous les efforts n'ont rien ou presque rien produit; la méningite a poursuivi partout son cours avec sa désespérante mortalité. Les résultats sont là, on ne peut les nier, malgré les trop hâtives préconisations de telles ou telles médications. Tous les moyens échouent ou ne peuvent être considérés, pour un petit nombre encore seulement, saignées, révulsifs cutanés et légers purgatifs, que comme palliatifs plus ou moins énergiques, plus ou moins aptes à aider la guérison, mais ne pouvant presque jamais à eux seuls la produire. Honneur à M. Chauffard, à qui sa toute philanthropique sollicitude arrache des accents de désespoir ! Il maudit la fatalité qui le fait retomber au milieu d'une épidémie sans pouvoir secourir les malades. De cette douleur qu'il exprime en termes si naïfs et si vifs, de cette longue et désespérante méditation, surgit une inspiration heureuse, un moyen presque héroïque. Se réveillant au souvenir des doctrines de Sydenham, et, suivant son exemple, poussé par l'analogie et par une réflexion longue et profonde, résultat des nombreuses déceptions et de l'insuccès qu'il avait essuyé en 1840 et au commencement de 1841; pensant que la méningite épidémique, comme les affections cérébrales dont parle Sydenham, pourrait bien céder à l'emploi du même médicament administré de la même manière, à haute dose et après les émissions sanguines, le médecin en chef de l'hospice d'Avignon a l'heureuse idée de tenter l'emploi de l'opium à doses élevées. Le succès couronne ses essais et le rend plus hardi. Sans attendre que la réaction soit tombée, il le donne dès les premiers jours, ne l'associe désormais que rarement à la saignée, qu'il ne pratique plus que médiocre. L'opium est donné, dès l'apparition des premiers symptômes, à la dose de 3 et 4 décigrammes par jour, seul ou combiné au quinquina et à ses divers sels. Cette médication, que quelques-uns appellent une rénovation, mais qui, dans tous les cas, est une heureuse rénovation à laquelle ils n'avaient point songé, change la face des choses. Sous son application heureuse fléchit la méningite épidémique; un frein puissant est opposé au fléau dévastateur; naguère très-élevée, la mortalité, contre qui rien ne pouvait, diminue et descend à 47 et 50 p. 100 au plus. Grâce à l'opium, on sauve au moins la moitié des malades gravement atteints; lors même qu'il ne les guérit pas, il calme leurs angoisses, apaise leurs douleurs et témoigne par là de son action bienfaisante. Imitant encore Sydenham, M. Chauffard l'emploie contre les complications qui, sous l'influence de la constitution épidémique régnante, envahissent toutes les autres affections. Le même succès couronne ses efforts et encourage son zèle. « Ce qu'il y » a de certain, dit ce praticien (1), c'est que, dès le jour » où l'opium, médicament d'importance, non employé » dans l'épidémie de 1840 ni dans le commencement de » celle de 1841, est mis en avant, la mortalité fléchit et » des cures se font, plus nombreuses à mesure que je » deviens plus hardi. Il faut donc rapporter à l'introduc- » tion de ce remède un tel et si inespéré changement : » tout échouait sans lui : seul il résiste; avec lui tout » réussit. » Cette médication heureuse et dont l'efficacité est rendue si évidente par les observations du médecin en chef d'Avignon, avait déjà eu un commencement d'emploi en 1841 à Strasbourg. M. Gabriel Tourdes, dans son service à l'hôpital militaire, avait administré l'opium à la dose de 5 centigrammes et l'acétate de morphine à celle de 3 à 5 centigram. M. Forget l'employa aussi dans son service à la clinique de la Faculté : la dose était de 15 grammes de sirop d'opium par jour, ce qui équivaut à 25 milligr. d'opium ou un demi-grain. On faisait précéder cette médication d'évacuations sanguines abondantes, et ce n'était qu'après avoir fait tomber la réaction qu'on y recourait. Les doses d'opium employées à Strasbourg n'étaient rien comparativement à celles qu'administrait pendant le même temps M. Chauffard; quelques succès pourtant furent obtenus, mais ils ne sont nullement comparables aux siens. MM.

(1) Mémoire sur les cérébro-spinites observées à Avignon en 1841, par M. Chauffard, p. 35.

Pariset et Brossard, dans leur rapport à l'Académie royale de médecine sur l'épidémie de Poitiers, vantent aussi son emploi comme leur ayant parfaitement réussi.

Il y a quelques années, M. le professeur Bouisson ayant à soigner à Mauguio une dame affectée d'une méningite, maladie qui avait, dit-il, une grande analogie symptomatique avec la méningite épidémique, et s'apercevant après la saignée, les applications de sangsues, de sinapismes et l'administration du calomel, que les symptômes ne diminuaient point d'intensité, pensa que l'emploi de l'opium pourrait être suivi de bons effets; il administra en conséquence de 15 à 20 gouttes de laudanum de Sydenham dans une potion à prendre par cuillerées dans la journée. Sous l'influence de ce médicament, les symptômes s'amendent et la malade guérit. M. le professeur Bouisson pense que l'opium peut très-bien être associé aux autres médications, aux anti-phlogistiques et aux purgatifs dans le traitement de la méningite. Cette observation semble arriver tout à propos pour répondre à l'incrédulité de M. Rochoux, de l'Académie de médecine, au sujet du traitement de la méningite épidémique par l'opium à haute dose, et pour dispenser M. Martin-Solon de la nécessité d'invoquer, pour le convaincre, la propriété inhérente aux maladies épidémiques, de céder à des traitements qu'on n'oppose pas d'ordinaire à la même affection sporadique; vérité qui, du reste, est prouvée amplement par l'histoire des épidémies, mais qui devient inutile en ce cas. L'opium a été employé pour le traitement d'une méningite sporadique bien constatée : son emploi a été suivi de succès; il a été prescrit dans le traitement de la méningite épidémique ; on vante son administration, on se réjouit de son emploi. Pourquoi se refuser à croire à son efficacité, ou accuser ceux qui l'ont employé d'avoir commis une erreur de diagnostic, lorsque ce reproche retombe surtout sur des hommes comme MM. les professeurs Forget, Bouisson et Tourdes, et les docteurs Chauffard, Pariset et Brossard ? Avant de formuler de pareilles opinions, presque injurieuses pour le savoir et la bonne foi de médecins assez haut placés pour que leur réputation soit à l'abri de tout reproche, il conviendrait, ce me semble, de réfléchir plus longuement, et de chercher à se convaincre au préalable de l'exactitude plus ou moins rigoureuse de la proposition qu'on avance ; et, comme l'a fort bien dit M. Bricheteau, pourquoi douter dans les cas de guérison, lorsque vous croyez dans les cas de décès ? Les symptômes sont identiques dans les deux cas.

L'emploi de l'opium est appuyé par des autorités imposantes ; son utilité paraît réelle ; l'opium à haute dose surtout a rendu d'incontestables services (1).

Un mot encore sur la nature de l'affection qui nous occupe. Le traitement d'une maladie ne peut-il pas aussi quelquefois nous venir en aide, et nous donner sinon le secret de sa nature, du moins nous empêcher de lui en assigner une qui ne peut lui convenir. Ici l'opium réussit admirablement ; par lui nous obtenons des guérisons inespérées et que nul autre moyen n'a pu nous faire obtenir. Cette influence heureuse de l'opium, que l'on était si loin de soupçonner, ne doit-elle pas plus que jamais

(1) M. Tourdes, ouv. cité, p. 179.

affermir notre conviction. Les symptômes, les désordres organiques nous ont démontré l'existence d'une phlegmasie. Nous ne saurions le nier, leur étude nous a démontré aussi que la phlegmasie n'était pas seule dans la méningite épidémique. Les effets heureux de l'opium, les succès qu'il obtient doivent de plus en plus fortifier notre croyance.

Il nous reste, pour compléter ce que nous avons dit sur le traitement de la méningite cérébro-spinale, à parler des inhalations éthérées : c'est à M. Besseron, médecin en chef de l'hôpital de Mustapha, que l'on est redevable de l'emploi de ce nouveau moyen.

Frappé de l'impuissance et de l'insuffisance des traitements ordinaires, pendant le cours de l'épidémie qui a sévi sur la garnison et sur la population civile d'Alger, dans les premiers mois de 1847, ce praticien prenant pour point de départ les doctrines italiennes de Razori et de Tomasini, et classant l'éther parmi les hyposthénisants, au lieu de le considérer comme un stimulant diffusible, résolut d'associer les inhalations éthérées aux anti-phlogistiques. Il résulte de ses observations que les effets immédiats de l'emploi des inhalations éthérées ont été une fréquence plus grande de la circulation et de la respiration, cédant au bout de quelques minutes pour faire place à une sédation marquée; que, quand le malade était dans le délire, il devenait calme; que les paupières se fermaient comme malgré lui. Dans quelques cas des plus graves, M. Besseron a remarqué de l'intolérance pour les inhalations éthérées : après 24 ou 36 heures la tolérance s'établissait. Le premier effet thérapeutique de l'éther était de faire disparaître l'insomnie et consécutivement la céphalalgie, le trouble de l'intelligence, l'agitation musculaire, etc.; en même temps les fonctions revenaient à leur état normal, le seul symptôme persistant long-temps était la raideur de la colonne vertébrale.

Ce ne fut guère qu'en avril que M. Besseron eut recours à l'emploi des inspirations d'éther. Depuis ce moment, neuf malades sont entrés dans son service atteints de méningite bien caractérisée, et en tout point analogue, quant à la forme, aux symptômes et aux résultats, aux méningites observées pendant les épidémies qui ont régné en France, avec l'addition d'un phénomène qu'il considère comme particulier au pays et à l'influence de la constitution locale, qui donne ce cachet à d'autres maladies, la teinte ictérique ou plutôt bistre, qu'on a comparée à la couleur du pain d'épice et qu'on rencontre presque chez tous les convalescents de fièvres intermittentes ou d'affections du tube digestif: sur neuf malades, trois ont été guéris en peu de jours, denx sont morts, deux sont dans un état satisfaisant, et enfin sur les deux autres, qui sont loin d'être hors de danger, l'affection peut être considérée comme devant se terminer par le passage à l'état chronique. Ce n'est qu'après avoir pratiqué six ou sept saignées dans deux ou trois jours, et avoir fait des applications locales de sangsues et de ventouses, que M. Besseron a eu recours aux inhalations éthérées, et voici comment il procédait : il soumettait le malade aux inspirations d'éther toutes les deux heures, toutes les heures et même tous les quarts d'heure, dans les cas les plus graves, en faisant faire aux malades huit ou dix inspirations. M. Besseron s'attachait à obtenir l'hyposthénisation, sans arriver jamais à l'insensibilité. Le résultat le plus favorable signalé par M. Besseron est l'intégrité des fonctions cérébrales chez les convalescents. Tout le monde sait que, d'habitude, dans les convalescences de méningite, l'intelligence est oblitérée et que les individus présentent un cachet de crétinisme ou d'imbécillité. M. Besseron fait observer qu'à l'autopsie on ne trouve pas de trace de congestion dans le cerveau; que les membranes sont presque à l'état normal et n'offrent plus les traces évidentes de l'inflammation, l'épaississement, les fausses membranes albuminiformes, le pus, etc. D'après ces résultats, dit M. le docteur Grand-Boulogne qui a été témoin du traitement employé par M. Besseron et de son action, il est évident que l'éther, loin de congestionner le cerveau, exerce sur cet organe une influence toute contraire, et tout fait espérer qu'il peut devenir entre des mains habiles un agent thérapeutique d'une grande influence. Pour nous, nous ne savons que penser de l'emploi des inhalations éthérées dans le traitement de la méningite. Pour juger sagement, il faudrait avoir été témoin non pas d'un fait isolé, mais d'un grand nombre de faits bien observés. Nous sommes loin de vouloir mettre en doute les résultats publiés par M. Besseron et soutenus par M. Grand-Boulogne, dans le rapport qu'il a présenté à la Société royale de médecine de Marseille. Ce que nous en disons n'est que le résultat de l'analyse des articles que nous avons lus dans la *Gazette médicale* de Paris, juin 1847; dans le *Journal de Médecine et de Chirurgie théorique et pratique* de M. Lucas-Championnière, et dans le *Journal des Connaissances médico-chirurgicales*. Ces articles ne sont nullement critiques ; ils enregistrent seulement le fait dont la communication a été faite par M. Besseron à l'Académie de médecine.

Nous avouons franchement que, d'après nos idées sur la nature de la méningite, nous n'oserions avoir recours à l'emploi des inhalations éthérées, dont le résultat peut bien être comparé, à notre avis, au résultat produit par l'ivresse. Nous avons été à même de nous en convaincre assez souvent, soit dans les hôpitaux à Paris, soit en dernier lieu à l'hôpital Saint-Eloi de Montpellier. Nous attendrons donc, pour nous prononcer d'une manière positive sur l'adoption ou la répulsion des inhalations éthérées dans le traitement de la méningite cérébro-spinale, que de nouvelles guérisons viennent par l'emploi répété de ce moyen corroborer les observations du docteur Besseron. Tout le monde jusqu'ici s'est abstenu de juger cette méthode, et il ne nous appartient pas, n'ayant pas été à même de la mettre en pratique ni d'observer les résultats qu'elle produit, de la repousser. Nous nous contenterons donc d'enregistrer le fait, et de mettre en ligne des agents thérapeutiques employés jusqu'à ce jour pour le traitement de la méningite les inhalations éthérées, laissant à la sagesse de chaque praticien l'appréciation de leur valeur, selon la confiance qu'elles lui inspirent. Du reste, ce qui peut très-bien justifier l'emploi des inhalations éthérées, c'est l'insuffisance des autres traitements. La grande mortalité qui survient dans les épidémies de méningite autorise jusqu'à un certain point l'emploi de moyens extraordinaires. M. Chauffard a bien eu recours à l'emploi de l'opium à haute dose, à l'exemple de Sydenham, sans craindre la congestion cérébrale, qui paraissait si probable et qui n'a pas eu lieu. Et puis, en fait de maladies épidémiques, on ne saurait trop tenter; leur génie est si variable qu'on ne sait vraiment à quoi s'arrêter; les moyens les plus extraordinaires peuvent réussir, réussissent quelquefois dans une épidémie, et leur emploi souvent n'est suivi d'aucun résultat avantageux dans d'autres localités où sévit une affection épidémique de même espèce.

Félicitons donc M. Besseron d'avoir, d'après une inspiration toute philanthropique et alors que rien ne réussissait, mis en pratique et utilisé un moyen dont la thérapeutique chirurgicale venait d'être tout récemment dotée. Puissent ses efforts être couronnés d'un plein succès, et son inspiration suivie d'heureux résultats !

Les symptômes violents une fois dissipés et la convalescence bien établie à l'aide de ces moyens, viennent plus tard les toniques : vin sucré, de cannelle, de quinquina ; les vins généreux de Madère, de Malaga, administrés toutefois avec ménagement de peur de déterminer des congestions ; pour boissons habituelles, les limonades vineuses ; une alimentation légère et peu abondante d'abord, augmentant insensiblement en quantité. La convalescence doit être surveillée avec une scrupuleuse attention ; le tube intestinal doit être l'objet d'une sollicitude minutieuse et toute particulière ; il faut redouter le plus léger accident et le combattre aussitôt qu'il se présente, si on n'a pu le prévenir, car ses résultats peuvent être funestes. On doit surtout recommander aux malades d'éviter les impressions trop fortes du froid et de la chaleur, les émotions violentes ; en un mot, tout ce qui pourrait produire une impression très-vive sur le physique et le moral du convalescent. On l'entourera long-temps de ces soins, car la convalescence est fort longue ; la faiblesse, la pâleur se conservent long-temps, et ce ne sera que quand à force de soins et de précautions minutieuses on aura ramené le malade au complet rétablissement, qu'on pourra l'abandonner à lui-même.

Après avoir passé en revue tous les moyens tentés et mis en pratique pour le traitement de la méningite cérébro-spinale épidémique, voyons s'il nous est possible d'établir un ordre pour leur administration.

Dès le début, et pendant la première et la deuxième période, saignées générales et locales si les symptômes présentent un haut degré d'acuité, précédées d'applications de révulsifs, dans le but d'opérer une réaction si le malade est plongé dans le coma; les révulsifs, sinapismes, vésicatoires, etc., suivront encore avec avantage les saignées; en même temps, diète absolue, boissons rafraîchissantes, purgatifs légers, lavements huileux, laxatifs et légèrement purgatifs, pour combattre la constipation et opérer une dérivation ; applications réfrigérantes sur la tête ; simultanément potions avec l'opium à la dose de 2, 3 et même 4 décigrammes, à prendre par cuillerées dans la journée. On continuera cette médication, même pendant la troisième période, en ayant soin toutefois de ne pas trop insister à cette époque sur les saignées, malgré l'acuité encore persistante des symptômes. On remplira presque toujours les indications par des saignées locales. On n'aura recours à la saignée générale surtout que dans le cas où les exacerbations seront tellement marquées, qu'on pourra craindre un violent mouvement congestionnel. Dès la fin de la deuxième période, on pourra prescrire quelques aliments, très-légers d'abord, de peur de fatiguer l'estomac et le tube intestinal, et de provoquer par là les accidents gastriques, de toutes les complications la plus redoutable. On augmentera d'une manière insensible la quantité des aliments ; les toniques se joindront avec avantage à cette légère alimentation, pour réparer les forces épuisées du malade. Dans leur emploi même, il faudra être très-prudent et ne pas les suspendre trop tôt et brusquement. Long-temps encore on maintiendra le régime à un degré modéré, pour arriver enfin à une alimentation plus forte, à mesure que les forces du malade reparaîtront. Quant aux complications diverses qui pourraient survenir, chacune aura son traitement particulier, distinct du traitement général de la maladie et dérivant de sa nature intime. La convalescence, qui sera longue, sera surveillée avec une scrupuleuse attention. Le malade restera long-temps faible et très-susceptible ; il faudra partant lui éviter toutes les impressions physiques ou morales capables de l'affecter trop fortement ; on lui interdira long-temps une application trop soutenue au travail, de quelque nature qu'il soit ; enfin, par des exercices progressifs appropriés à la position de l'individu, à mesure que les forces le permettront, on ramènera l'équilibre, et ce ne sera qu'alors qu'on pourra sans crainte abandonner le malade à sa propre prudence.

OBSERVATIONS

recueillies à l'Hôpital militaire de Strasbourg, dans le service de M. le professeur Gabriel TOURDES, médecin ordinaire.

—

1re OBSERVATION. — *Variété cérébrale, forme comateuse; invasion subite: mort.*

Lamy, caporal au 29e de ligne, bien portant le 30 et le 31 janvier 1841, se lève le 1er février pour parler au chirurgien à l'heure de la visite, et tombe sans connaissance. A son entrée à l'hôpital, *salle* 7, *N°* 10, coma profond, quelques mouvements convulsifs, insensibilité, pupille dilatée, peau froide, pouls serré, peu développé; ne répond à aucune demande. (Saignée de 360 gram.) Le coma persiste, la nuit est agitée. Le 2, même état, sauf les mouvements convulsifs; ne peut répondre à aucune question; ne paraît pas même les entendre; pouls fréquent et serré. (Diète, limonade 2 litres, 60 sangsues aux jugulaires en trois fois, à 8 heures, 10 heures et midi; sinapismes aux pieds.) Mort dans le coma à 10 heures du soir. *Autopsie* le 4 février: pus diffus, fluide sur la pie-mère, notamment à la partie postérieure du cerveau et le long des stries veineuses des circonvolutions, très-abondant sur le cervelet; sérosité lactescente dans les ventricules latéraux; substance cérébrale piquetée. Rachis : moelle épinière saine; liquide cérébro-spinal trouble, lactescent. Trachée-artère, grandes et petites bronches : écume blanche, abondante, à fines bulles; poumons pâles, plèvres normales. Cœur : rougeur piquetée et striée sur le péricarde qui contient deux cuillerées de pus bien lié et jaunâtre; endocarde, teinte blanche et jaunâtre sur les piliers musculeux du ventricule gauche. Estomac grisâtre, duodénum plein de matières liquides, jaunâtres, assez abondantes; gros intestin, état normal, matières fécales bien moulées; intestin grêle, rougeur peu marquée à sa fin;

pas de plaques ni de follicules. Foie, rate et reins sains; vessie distendue d'urine trouble.

IIe Observation. — *Variété cérébrale, forme céphalalgique; invasion lente avec prodrômes; éruption vésiculeuse: guérison.*

Coupard (Jean), caporal au 69e de ligne, né le 21 juillet 1816 à Metz (Moselle), entré au service pour son compte le 12 septembre 1835, taille 1m,580; tempérament nervoso-sanguin, accès de fièvre intermittente deux ans auparavant. Depuis six jours, malaise et mal de tête; se fait porter malade le 27 février. Dans la nuit, aggravation du mal de tête, nausées; entre à l'hôpital le 28 au matin pendant la visite, *salle* 7, *N°* 29 : céphalalgie violente; par moments rachialgie, facultés intègres, violente agitation, puis tranquillité morne, pouls lent, chaleur normale; pas de sommeil; vomissements. (Diète, limonade 2 litres; saignée 360 grammes; 20 sangsues aux tempes; calomel et jalap 1 gramme; à 11 heures, 20 sangsues aux tempes.) Après la saignée, soulagement. 1er mars, céphalalgie continue, mais moins violente; plus de rachialgie, nuit sans sommeil, pas de douleurs dans les reins, chaleur normale, pupilles peu dilatées, constipation. (Diète, limonade 2 litres; 20 sangsues aux jugulaires, sinapismes aux pieds; calomel et jalap 1 gramme; lavement purgatif; 30 gram. sulfate de soude.) 2 mars, deux selles ont suivi le lavement purgatif; nuit sans sommeil, léger mal de tête. A la visite, plus de mal de tête, réponses faciles, facultés entières, pas de fièvre. Convalescence : le sulfate de soude fut rejeté. (Diète, lim. 2 litres; demi-bouillon léger.) Le 3, éruption herpétique sur le front, bon sommeil, l'œil gauche est rouge et enflammé, pas de fièvre, léger mal de tête, trois selles dans la journée de la veille, état général satisfaisant. (Bouillon et pruneaux, lim. 2, émulsions 2, pédiluves sinapisés 2.) Le 4, l'amélioration persiste, le sommeil est bon, pas de fièvre, céphalalgie légère; pouls à 56, chaleur normale.

(Crême de riz, pruneaux, lim. 2, pédiluves sinapisés 2.) Le 5, l'éruption vésiculeuse s'étend à la totalité du front, à la paupière gauche, au nez, à la joue gauche et à la lèvre supérieure; deux selles naturelles, pas de mal de tête, pas de fièvre. (Soupe, riz au lait; eau gommeuse 2 litres.) Le 6, état très-satisfaisant. (Le quart, riz au lait; eau gommeuse 2 litres.) Le 7, le mieux se soutient, l'éruption s'étend jusques au cuir chevelu. (Même régime alimentaire.) Le 8, la convalescence se confirme. (La demie.) Le 9, même état. (Même régime.) Le 10, l'éruption est sèche, la guérison est complète. (Demie et légumes). Du 10 au 17, même état, les forces reparaissent peu à peu; très-bien jusqu'au 25; légère diarrhée pendant deux jours. Le bien reparaît le 28, et le 1er avril le malade passe à la salle destinée à recevoir tous les convalescents de méningite. Pendant son séjour dans cette salle, Coupard travaille aux écritures du bureau de l'hôpital, et sort enfin le 20 avril parfaitement rétabli et capable de reprendre son service.

IIIe Observation. — *Variété cérébrale, forme céphalalgique; invasion subite: guérison prompte.*

Cotanhay (Pierre), caporal au 7e de ligne, constitution forte, tempérament sanguin, né à Langon (Côtes-du-Nord) le 13 mars 1794, garçon meunier, avant son entrée au service; arrivé au corps le 20 avril 1821 comme remplaçant, rengagé le 25 mars 1834, taille petite: invasion subite le 3 mars à 6 heures du soir; porté à l'hôpital à 9 heures, *salle* 7, *N°* 6. A son arrivée, perte absolue de connaissance, vomissements, pouls fréquent, fort. (Saignée 360 grammes, 30 sangsues aux jugulaires); sang non couenneux; dans la nuit, coma; revient à lui le matin, peut parler. Le 4, céphalalgie vive, douleurs lombaires, facultés entières, pouls fort et fréquent, langue blanche, humide (diète; calomel 1 gramme; limonade 2 litres); le soir, céphalalgie atroce. (Saignée 360 grammes; 20 sangsues aux tempes.) Le 5, nuit tranquille, céphalalgie légère, pas de fièvre, pouls lent (diète, lim. 2, calomel 1 gramme); le 5 au soir, mieux. Le 6, amélioration sensible. (Diète; lim. 2; calomel 1 gramme.) Le 7, même état. (Soupe et légumes; lim. 2; émulsions 2.) Du 7 au 15, l'amélioration se soutient, la convalescence s'établit, les forces reviennent, le régime alimentaire est progressivement augmenté; le malade mange la demie, les digestions sont faciles; il sort enfin le 26, bien guéri et en état de reprendre son service. Nous l'avons vu le 10 avril dans les salles, remplissant les fonctions de planton; il se portait très-bien.

IVe Observation. — *Variété cérébrale, forme délirante; invasion lente avec prodrômes.*

Tisserandot, brigadier au 11e d'artillerie, né à Argilly (Côte-d'Or) le 7 juillet 1817, entré au service comme jeune soldat le 22 janvier 1839, sortant de l'hôpital après quinze jours de séjour pour une fièvre éruptive, avait repris son service. Le 28 février, il accuse un mal de tête assez violent, qui se continue le lendemain et s'accompagne de violentes douleurs lombaires. Dans la nuit du 1er au 2 mars, le mal de tête devient atroce, le malade délire. Le 3, à 5 heures du matin, on le porte à l'hôpital, où il est placé *salle* 7, *N*[o] 11. A son arrivée, connaissance incomplète, réponses confuses; il paraît assez calme, n'accuse pas de céphalalgie : pouls fréquent, pas de chaleur à la peau, langue humide et rose. (Diète, limonade 2 litres; 2 émulsions; saignée 360 grammes; 20 sangsues aux jugulaires.) Le soir, il répond aux questions et peut donner son nom; cependant ses réponses sont incomplètes (16 sangsues aux apophyses mastoïdes à 6 heures, *idem* à 9 heures); loquacité et agitation toute la nuit, douleurs dans le dos. Le 4, langue blanche, humide; constipation, pupilles dilatées, pouls fréquent : le malade paraît mieux et l'exprime (diète; limonade 2; émulsions 2; lavement purgatif; cataplasmes sinapisés aux pieds); pendant la nuit, agitation violente et délire, paroles incohérentes.

Le 5, le malade prétend avoir reposé : pouls fort, plein et fréquent; langue humide, blanchâtre au centre; une selle; délire complet, divagations; vue trouble. (Diète; limonade 2; émulsions 2; 20 sangsues aux tempes.) Le 6, il se plaint de faiblesse, n'accuse pas de mal de tête : peau chaude; pouls à 84, fort et vibrant; langue blanche, humide; constipation, céphalalgie, quelques vésicules éruptives groupées sur un espace de 5 millimètres environ : le trouble de la vue a disparu. (Diète; limonade 2; émulsions 2.) Le 7, épistaxis abondant; pouls à 90, fort et onduleux; langue blanche, humide; une selle, céphalalgie. (Bouillon maigre; limonade 2; émulsions 2; pédiluves sinapisés 2.) Le 8, pouls à 96, fort; un peu de sommeil; encore céphalalgie, une selle, surdité légère. (Pruneaux; limonade 2; émulsions 2; 2 pédiluves sinapisés.) Le 9, pouls à 104; un peu de calme; langue pâle, humide; une selle (même régime.) Le 10, diarrhée, amaigrissement sensible; pouls à 160, petit; langue grisâtre; plus de mal de tête. Le soir, même état : à 6 heures, il fait demander le chirurgien de garde, se plaint de vives douleurs à la poitrine; la respiration s'embarrasse, et il meurt dans une tranquille agonie.

Autopsie faite le 12 mars. Sérosité sous l'arachnoïde assez abondante; pie-mère très-légèrement injectée; pus consistant sur la pie-mère au sommet du cerveau; trace de pus à la base, couche assez épaisse sur les nerfs optiques à leur origine, quelques traces aussi sur le cervelet; pus libre jaunâtre dans les ventricules latéraux, évaluable par une cuillerée à café de chaque côté; substance cérébrale saine. Rachis : état normal. Trachée-artère; grandes et petites bronches : rien de particulier; poumons sains, cœur *idem*, sang assez liquide dans ses cavités. Estomac : quelques légères traces d'injection; fin de l'iléon, muqueuse pâle, blanche; follicules isolés très-nombreux et hypertrophiés; gros intestin sain. Foie, rate, reins et vessie : état normal.

Ve Observation. — *Variété cérébro-spinale, forme comateuse convulsive ; invasion brusque sans prodrômes : mort prompte.*

Hérold, jeune soldat au 11e d'artillerie, né le 30 octobre 1819 dans le département de la Meurthe, tempérament sanguin, forte constitution, entré à l'hôpital le 7 mars, *salle* 7, *lit* 82, le 7 au matin assiste à l'appel, tombe subitement sans connaissance vers midi ; on l'apporte à l'hôpital vers 2 heures dans le plus profond coma ; perte absolue de connaissance, membres contractés, pupille dilatée, pouls à 120 à son arrivée. (Saignée 600 grammes, 20 sangsues aux jugulaires ; dans la soirée, saignée 180 grammes, 20 sangsues aux apophyses mastoïdes : le sang est très-couenneux.) Pendant la nuit, continuation du coma ; quelques mouvements vagues pour sortir du lit ; ne répond à aucune question. Le 8 au matin, perte complète de connaissance ; pupilles dilatées, toux, mucosités dans les voies respiratoires, pouls à 130, pas d'éruption labiale ; violents mouvements, sensibilité très-grande. (Diète ; limonade 2 litres ; 2 émulsions ; 2 vésicatoires aux mollets, 1 à la nuque ; 2 sinapismes aux cuisses.) Visite du soir : pouls très-fréquent, bras gauche fortement contracté ; respiration accélérée ; diminution de la sensibilité. A 8 heures du soir, saignée de 500 gram., sang très-couenneux. Le 9, coma très-profond ; depuis la veille à 8 heures, respiration très-accélérée, irrégulière, 56 respirations par minute ; connaissance nulle ; pouls à 150, irrégulier, variable. (Diète ; limonade 2 litres ; 6 ventouses scarifiées le long du rachis.) Respiration suspirieuse, râle, agonie, mort à 11 heures du matin.

Autopsie le 10 mars, à 9 heures du matin. Rigidité cadavérique très-marquée. Crâne : dure-mère, rien de particulier ; arachnoïde, état de sécheresse ; couche purulente, verdâtre, très-étendue, mais peu épaisse sur la pie-mère, s'épaississant entre les circonvolutions ; un peu de sérosité mêlée au pus ; injection modérée de cette membrane; dans les ventricules latéraux, pus rare mêlé à de la sérosité, substance cérébrale sablée, assez molle à la partie centrale; couche de pus très-étendue à la base du cerveau, mais peu abondante au niveau de la protubérance annulaire. Rachis : région cervicale, pas de trace de pus sur la moelle, commence à sa terminaison et s'étend à toute la longueur des régions dorsale et lombaire, en épaississant de plus en plus vers la partie inférieure; à la queue de cheval, elle a 2 lignes d'épaisseur; on peut facilement la détacher par lambeaux, sous forme de fausses membranes; elle est plus épaisse à la face postérieure du cordon médullaire, le long des veines flexueuses qu'à la face antérieure; tissu de la moelle blanc. Trachée-artère, grandes et petites bronches, remplies d'écume à fines bulles, blanche, jaunâtre; poumons sains; cœur volumineux, un peu de sang dans le ventricule gauche, point dans l'oreillette; dans le ventricule droit, caillot énorme consistant, se prolongeant dans l'oreillette, et facile à poursuivre jusque dans les gros troncs, jaunâtre, polypiforme, formé de plusieurs couches de couleur et de texture différentes; vu à la loupe, offre dans son organisation intérieure des stries rosées semblables à des vaisseaux sanguins. Foie normal, vésicule biliaire, distendue par de la bile très-claire; rate volumineuse, pâle. Estomac : muqueuse saine, blanche, pas de trace d'injection; duodénum, légère teinte rosée; colon grisâtre, injection très-marquée, plaques rouges foncées, pas d'ulcérations; éruption nombreuse dans toute l'étendue de l'iléon, dans le voisinage de la valvule iléo-cœcale et dans sa cavité; arborisations marquées sur la muqueuse qui est grisâtre, légèrement aplatie et comme privée de ses villosités, pas de plaques; cœcum, teinte grise; jéjunum jaunâtre, muqueuse saine; colon grisâtre, muqueuse saine, rougeur commençant au colon descendant. Reins sains, vessie distendue par l'urine, muqueuse saine.

FIN.

Notice sur un nouveau Rachitome sécateur à double lame.

Dans les autopsies, on néglige souvent d'ouvrir le canal rachidien, et de mettre la moelle épinière à nu. Le plus souvent on n'en découvre qu'une partie: cela tient à la longueur du temps que nécessite cette opération, à la difficulté qu'on éprouve à la pratiquer, et au peu de satisfaction qui en résulte, la moelle étant souvent lésée au point qu'il est difficile de distinguer les lésions pathologiques de celles produites par l'instrument dont on s'est servi; souvent aussi, sans être même trop maladroit, il arrive qu'on se blesse. Les nombreuses autopsies que je dus pratiquer à l'hôpital militaire d'instruction de Strasbourg, pendant l'épidémie de 1840 à 1841, me mirent à même de me convaincre de l'insuffisance de nos moyens à cet égard. De tous les instruments à cet usage, le rachitome de Rappar, l'un des plus commodes et des plus ingénieux, offre encore de graves inconvénients. Indépendamment du temps qu'il faut pour mettre la moelle à nu par ce moyen, souvent les enveloppes et la substance médullaire sont détériorées, les lames de scie pénétrant inégalement dans la longueur du canal. L'instrument se dérange facilement; nous le laissions de côté, et nous nous servions, pour ouvrir le canal rachidien, du costotome ordinaire, dont nous introduisions l'une des branches sécantes dans le canal par la première ou la troisième vertèbre cervicale. En appuyant fortement sur l'autre branche, la vertèbre était rompue et la moelle mise à nu, mais souvent encore altérée. J'eus alors l'idée de faire fabriquer un instrument analogue au sécateur pour le mécanisme, et qui fût armé à sa branche supérieure de deux lames semblables à celles du rachitome-ciseau double, et capables d'agir sans qu'il fût besoin de recourir aux maillets. Un conducteur intérieur, plat et étroit, armait la branche inférieure à sa partie antérieure, et protégeait la moelle contre l'action des lames sécantes. Plusieurs essais furent faits, et les résultats ne me paraissant pas satisfaisants, je recommençai sur de nouveaux frais, sans abandonner toutefois mon idée première des deux lames et du conducteur. Nous avions trouvé les moyens ; il fallait trouver le mécanisme pour les mettre convenablement en action. Mon projet fut confié à M. Samson, fabricant d'instruments de chirurgie ; ce fut à lui que je dus le mécanisme aussi simple qu'ingénieux qui met en action les deux lames. Pour rompre les lames vertébrales, on a besoin d'une force considérable ; la résistance est puissante, il fallait un levier puissant ; sa puissance résulte de la combinaison des forces de deux leviers qui agissent simultanément. Sans m'amuser à passer en revue les différentes modifications qu'il a fallu faire subir à l'instrument, sous le rapport de la forme, de la force et de ses dimensions, je vais le décrire tel qu'il est aujourd'hui et indiquer le moyen de s'en servir.

La *figure* I de la planche représente l'instrument fermé ½ grandeur exacte.

La *figure* II représente l'instrument ouvert ¼ de grandeur (1).

Il se compose de trois pièces principales distinctes, unies entre elles par deux articulations fixes. Pour plus de facilité, nous les désignerons à mesure par lettres et par chiffres : 1 ABCD, pièce armée de deux fortes lames sécantes légèrement arrondies par leur côté tranchant et destinées à agir de chaque côté des apophyses épineuses.

---

(1) Je dois le dessin de l'instrument à l'obligeance de mon ami, M. César Drogart, architecte du département des Pyrénées-Orientales.

Les lames sont unies à leur base par un corps qui se termine par une espèce de queue en forme de chien de fusil DC, dont la tête C reste toujours engagée dans une mortaise LM de la pièce N° 2. La pièce N° 1 s'articule par le corps qui sépare les deux lames avec la pièce N° 3 EK, au point G. Cette articulation, en forme de charnière très-forte, permet à la pièce N° 1 d'exécuter des mouvements de bascule en arrière, en tournant sur l'axe de l'articulation G, qui est une forte vis boulonnée sur le côté. Par ce mouvement en arrière, la ligne GC se rapproche de la direction GI, et la partie antérieure s'élève. Cette position est représentée par la *figure* II.

La pièce N° 2 LMN, très-forte, beaucoup plus longue et d'une forme analogue à celle de la branche d'un davier, légèrement coudée à sa partie antérieure LM, se relève et présente un talon percé d'une mortaise irrégulièrement quadrilatère, et creusée en sillon peu profond dans le corps de la pièce, à sa partie supérieure et suivant son axe longitudinal ; mortaise que nous avons déjà vu destinée à recevoir la tête C de la pièce N° 1 : elle s'articule aussi avec la pièce N° 3 EK, par une articulation semblable à celle de la première et placée au point I. Cette articulation lui permet un mouvement de bascule en sens contraire de celui de la pièce N° 1. Par ce mouvement, la partie coudée LM tend à se rapprocher de l'espace qui sépare les deux articulations GI. Le point N s'éloigne du point K toujours fixe ; le talon de la mortaise, celle-ci glissant sur la ligne CG, force la tête DC de s'abaisser vers la direction GI, en s'engageant fortement dans l'anneau quadrilatère qui la constitue. Le point L se rapproche du point D, en même temps LM se rapproche de l'espace compris entre les deux articulations GI ; les lames B, DA, décrivant un arc dont le centre est au point G, s'élèvent, et l'instrument est ouvert. (Voir *figure* II.)

La pièce N° 3 EK, très-forte, est armée à sa partie antérieure d'un conducteur EF, légèrement relevé en avant, terminé en pointe mousse, légèrement arrondi par sa face supérieure ; il est creusé en forme de gouttière à sa face inférieure ; il est destiné à être introduit dans le canal rachidien, à glisser le long de l'espace qui sépare les enveloppes de la moelle de la voûte antérieure du canal, et à protéger la moelle contre l'action des lames sécantes, qu'elle favorise par sa pression contre cette voûte. A la base du conducteur, deux oreillettes arrondies s'étendent en dehors de chaque côté, et simulent une croix ; elles sont placées au niveau de l'articulation G et représentées par la lettre H. Ces oreillettes, en s'appuyant de chaque côté du canal ouvert, empêchent le corps de l'instrument de pénétrer dans son intérieur, de presser sur la moelle et d'y produire des désordres. Servant de point d'appui à l'instrument, elles forcent le conducteur à s'appuyer fortement contre la voûte du canal, et aident par-là l'action des lames sécantes. Une légère courbure de l'une à l'autre articulation GI, concave par sa face supérieure afin de pouvoir loger, lorsque l'on veut ouvrir l'instrument, la tête postérieure DC de la pièce N° 1 et la tête coudée LM de la pièce N° 2. Cette courbure permet aux mouvements de bascule de ces deux pièces sur leurs articulations respectives de s'opérer complètement. Les deux articulations G, I, destinées à recevoir celles des deux autres pièces. Au niveau de l'articulation I légèrement élevée, une nouvelle courbure en sens inverse de la première, et se relevant par une troisième incurvation dans le sens JK, donne à la branche inférieure une forme en S allongée. J un petit pivot fixe, servant de point d'appui à la branche supérieure, et destiné à l'empêcher de tendre par la pression à se rapprocher de la branche inférieure.

L'instrument étant ouvert (*fig.* II), une pression exercée sur l'extrémité de la tige LMN fait rapprocher le point N du point K ; la partie LM se relève en tournant sur l'axe de son articulation I. Le talon M de la mortaise, tendant à reprendre sa place, glisse en pressant fortement sur toute la longueur de la ligne GC de la queue de la pièce N° 1, qu'elle entraîne à sa hauteur en forçant son mouvement de bascule à s'opérer sur l'axe de l'articulation G; les lames alors s'abaissent, tendent à reprendre leur position première (*fig.* I), et coupent les parties qui s'opposent à ce qu'elles reprennent cette position. Dans leur action sécante, elles sont aidées de la résistance opposée, comme nous l'avons vu, par le conducteur EF, engagé dans le canal rachidien, et produisant une pression en sens contraire, de bas en haut, contre la voûte du canal, en prenant son point d'appui fixe de chaque côté par les deux oreillettes latérales.

Pour se servir de l'instrument, il faut commencer, comme pour se servir du rachitome de Rappar, par dénuder de leurs parties charnues, autant que faire se peut, les gouttières vertébrales. Deux incisions parallèles, parties de la nuque et aboutissant toutes deux au sacrum, diviseront successivement les téguments de chaque côté des apophyses épineuses et les muscles nombreux de la région vertébrale qu'on rabattra de chaque côté, de manière à laisser à nu les parties osseuses; deux vigoureux coups de scalpel suffisent à cet effet; on renverse après le cadavre sur son ventre, en laissant pendre la tête en dehors de la table, ainsi que les bras qu'on peut attacher l'un à l'autre au moyen d'un lien, pour que les parties musculeuses divisées s'éloignent davantage. D'un coup de bistouri on divisera le ligament qui unit fortement l'atlas à l'occiput, à l'articulation occipito-atloïdienne. Cette division, la tête étant renversée, produira un bâillement léger entre les surfaces articulaires, qui permettra l'introduction du conducteur EF qu'on n'introduira pas plus avant que le niveau B, ayant eu le soin d'ouvrir l'instrument en éloignant le point N du point K, tenant la branche JK fortement saisie de la main gauche et la branche LMN de la main droite. Une pression de celle-ci tendant à faire reprendre aux lames sécantes leur position première, les vertèbres cervicales seront successivement rompues et s'élèveront à mesure au-dessus du talon coupé obliquement qui sépare les lames. Parfois il arrivera qu'on sera obligé d'opérer quelques tractions sur les apophyses épineuses pour les dégager de l'intervalle des lames sécantes. A la région cervicale une légère pression suffit pour les rompre ; à la région dorsale, les efforts doivent être plus considérables ainsi qu'à la région lombaire. On procèdera ainsi en abaissant et élevant tour-à-tour le levier MN sur l'axe de son point d'appui I. A mesure que la section s'opère, on a soin de rapprocher de soi le cadavre, afin de ne point diminuer la force par l'éloignement du point où l'on agit. L'on va ainsi jusqu'au sacrum dont on peut rompre facilement les deux ou trois premières vertèbres. Très-peu de temps, cinq ou six minutes au plus, suffisent pour mettre à nu la totalité de la moelle épinière.

Mon intention était de ne présenter mon instrument que beaucoup plus tard, lorsque de nombreux essais m'auraient permis de le perfectionner; mais ayant appris que M. C., coutelier à Paris, s'était procuré un dessin, je crus alors devoir présenter mon rachitome à l'Académie de médecine. Je priai M. Bégin, chirurgien principal inspecteur et membre du conseil de santé des armées, d'avoir l'obligeance de le présenter. Aussitôt après, la Commission de la marine me fit demander à voir et à essayer le rachitome; après les épreuves, il fut adopté pour les hôpitaux de la marine. Tel que je fus forcé de le présenter à l'Académie de médecine en 1842, le rachitome sécateur m'a paru ne pas offrir assez d'avantages, et j'y ai apporté de nouvelles modifications. Les lames, telles qu'elles étaient alors, faisaient corps avec la pièce, ce qui était d'une grande difficulté d'exécution d'abord. Elles étaient très-difficiles à repasser ; en s'ébréchant, elles mettaient dans l'impossibilité de continuer une autopsie sans changer la pièce N° 1. Sans modifier la forme de cette pièce, nous y avons adapté des lames mobiles qui sont susceptibles d'être renouvelées avec grande facilité, et qui, étant fortement écrouées par deux fortes vis et retenues par l'axe central de l'articulation, offrent autant de solidité que si elles faisaient corps avec la pièce. Une lame s'ébréchant, on peut la remplacer aussitôt et continuer l'opération. La distance des lames étant invariablement fixe, il en résultait qu'on avait besoin de plusieurs pièces à lames plus ou moins rapprochées, ce qui compliquait l'instrument : les lames mobiles nous offrent cet avantage, qu'en les adaptant à un talon plus étroit, on peut, à l'aide du même instrument, ouvrir le rachis d'un enfant. Les articulations sont fixées au moyen d'un axe central boulonné extérieurement. Une même clef sert à les démonter et à isoler ainsi toutes les pièces. L'instrument tel qu'il est aujourd'hui avec toutes ces modifications, a été exécuté, sur l'ancien modèle de M. Samson, par M. Sabatier fils, fabricant d'instruments de chirurgie à Montpellier. Son travail est d'une remarquable précision et digne en tout point de l'intelligent mécanicien. Pour que cette notice puisse être utile à celui qui, d'après le dessin et la description, voudrait exécuter l'instrument, je crois nécessaire d'y joindre toutes les dimensions exactes et pièce par pièce; les chiffres désignent des millimètres.

Pièce N° 1 : longueur des lames 75, largeur 25, épaisseur 6, biseau du tranchant en dehors. Distance entre les lames ou épaisseur du talon 19, longueur du corps de la pièce 20, longueur de la queue CC, dont l'épaisseur sera calculée sur la largeur de la mortaise, 55.

Pièce N° 2 : longueur totale 282, hauteur du talon L 30, angle légèrement obtus. Largeur 19, épaisseur 11, plus forte vers le talon et allant progressivement jusqu'à ce point à 15, pour diminuer encore après. Distance de l'axe de l'articulation au talon où est pratiquée la mortaise, 51, ouverture de la mortaise : largeur 10, hauteur en dehors 24, en dedans 20. Creux de la gouttière qui fait suite à la mortaise et dans laquelle glisse la tête DC, 4, et diminuant insensiblement jusqu'au niveau de la surface externe pendant une longueur de 40.

Pièce N° 3 : longueur totale 403, longueur du conducteur 81, profondeur du sillon longitudinal inférieur 2, largeur 16 à la base, diminuant progressivement jusqu'à 3, à sa pointe mousse ; pour le sillon 13, largeur totale de la branche de H en K 19, épaisseur 11, plus forte aux charnières 15 et 16, longueur des oreillettes en dehors 12, largeur 22 à leur base, 18 à leur extrémité, épaisseur 6, distance du centre de l'axe d'une articulation à l'autre 63.

ERRATA.

—

Pag. 20, lig. 12, *au lieu de* sphacelus, *lisez :* sphacelum.
Pag. 21, lig. 26, *au lieu de* quædam, *lisez :* quadam.
Pag. 39, lig. 13, *au lieu de* ενδῆμος, *lisez :* ενδῆμιος.
Pag. 51, lig. 26, *au lieu de* Brinvillers, *lisez :* Brinvilliers.

Fig. I.

L'instrument fermé ½ grandeur

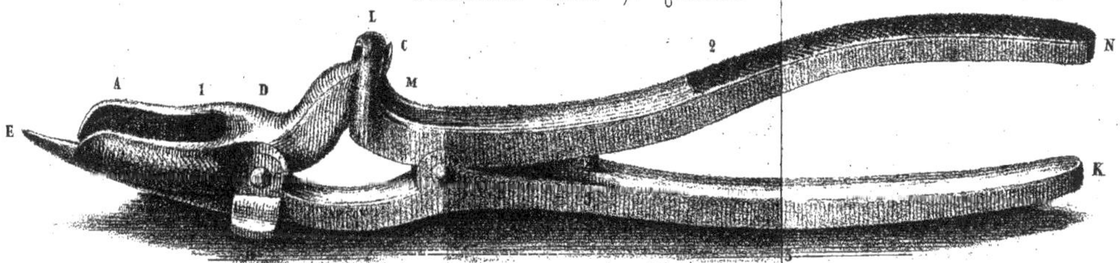

Fig. II.

L'instrument ouvert.

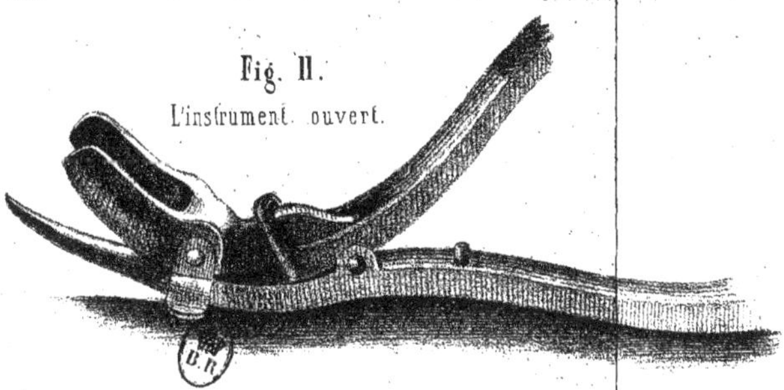

RACHITOME de Mr COMPANYO, présenté à l'Académie royale de médecine en 1842.

Adopté par la Commission de la marine pour les hopitaux de la marine.

C. Drogart, del. | lith. de Arles, à Montpellier.

www.ingramcontent.com/pod-product-compliance
Ingram Content Group UK Ltd.
Pitfield, Milton Keynes, MK11 3LW, UK
UKHW031907260826
14628UKWH00003B/1051

9 782019 667252